W0261368

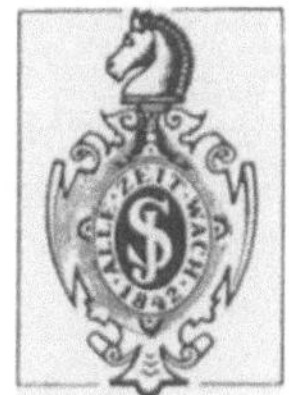

ALLE ZEIT WACH
1842

E. F. Pfeiffer (Hrsg.)

Das Ulmer Diabetiker ABC

Teil II: Ein Kurs für den
nicht insulinspritzenden Diabetiker

Unter Mitarbeit von

Dr. med. F. Bischof
Priv. Doz. Dr. med. W. Kerner
Dr. med. Carsten Meyerhoff
Prof. Dr. med. Dr. h.c. mult. E. F. Pfeiffer
Dr. med. A. Schnabel
Dr. med. G. Steinbach
P. Anders
C. Rogenhofer-Pschorr
G. Servay
S. Splitt
H. Zier

Mit 48 Abbildungen, davon 42 farbig

Springer-Verlag
Berlin Heidelberg GmbH

Prof. Dr. med. Dr. h.c. mult. E. F. Pfeiffer
Medizinische Klinik und Poliklinik
Universität Ulm
Robert-Koch-Straße 8
D-7900 Ulm

Bereits erschienen:
Das Ulmer Diabetiker ABC (E. F. Pfeiffer, Hrsg.)
Teil I: Ein Kurs für den insulinspritzenden Diabetiker, 1990
Unter Mitarb. von F. Bischof ...
Titelillustration von Th. Buchmüller
Springer-Verlag Berlin Heidelberg New York
London Paris Tokyo Hong Kong Barcelona
ISBN 3-540-51639-5
ISBN 0-387-51639-5

ISBN 978-3-540-52060-3   ISBN 978-3-642-75340-4 (eBook)
DOI 10.1007/978-3-642-75340-4

CIP-Titelaufnahme der Deutschen Bibliothek

Das Ulmer Diabetiker-ABC / E. F. Pfeiffer (Hrsg.). - Berlin ;
Heidelberg ; New York ; London ; Paris ; Tokyo ; Hong Kong ;
Barcelona : Springer.
NE: Pfeiffer, Ernst F. [Hrsg.]

Teil 2. Ein Kurs für den nicht insulinspritzenden Diabetiker /
    unter Mitarb. von P. Anders ... - 1990

NE: Anders, Petra

© Springer-Verlag Berlin Heidelberg 1990
Softcover reprint of the hardcover 1st edition 1990

Gesamtherstellung: Ernst Kieser GmbH, 8902 Neusäß

2119/3140-543210 – gedruckt auf säurefreiem Papier

Vorwort als Einführung

Anfang 1990, also in diesem Jahr, konnten wir Teil I des *Ulmer Diabetiker ABC,* einen Kurs für den insulinspritzenden Diabetiker, herausgeben. Der großen Resonanz wegen wollen wir nun auch einen Teil II für den Typ-II-Diabetiker folgen lassen, also einen „Kurs für den nicht insulinbedürftigen Diabetiker".

Der Typ-II-Diabetes kommt vornehmlich in der zweiten Lebenshälfte vor und wurde deshalb früher „Altersdiabetes" genannt. Es handelt sich hier um eine außerordentlich häufige Krankheit, deren Vorkommen in der Bevölkerung allgemein zwischen 6 und 15% in Abhängigkeit vom Alter, der der Untersuchung unterzogenen Einwohner und dem ökonomisch, industrialisierten und politischen Status der betreffenden Region liegt. In Zeiten knapper Ernährung oder gar Unterernährung, wie im Gefolge von Kriegen, verschwindet dieser Diabetestyp fast vollkommen. Innerhalb kürzester Zeit nach Wiederherstellung der sog. normalen Ernährungsverhältnisse, die in der heutigen Zeit in der westlichen Welt vornehmlich mit Überernährung verbunden sind, nimmt er in galoppierendem Tempo wieder zu. Bemerkenswerterweise nimmt die Arteriosklerose, d. h. also Krankheiten wie Herzinfarkt und Schlaganfall, parallel zum Auftreten des Typ-II-Diabetes zu. Etwa 80% aller Patienten, die an diesen Folgekrankheiten der Arteriosklerose leiden, weisen die Zeichen der Zuckerkrankheit auf. Es ist erwiesen, daß bereits die geringsten Störungen der Kohlenhydrattoleranz, d. h. die ersten Zeichen der Zuckerkrankheit, schon mit der Manifestation der Arteriosklerose einhergehen.

Der Typ-II-Diabetes wird dadurch zu einer tödlich gefährlichen Krankheit. Es besteht gar kein Zweifel, daß der Typ-II-Diabetes in stärkerem Maße die Lebenserwartung bedroht als die Krebskrankheit. Etwa 24% der Bevölkerung unserer Länder sterben heutzutage an irgendeiner Manifestation des Krebses, der entweder zu spät erkannt wird oder noch nicht behandelbar ist. Mehr als 60% sterben jedoch an Erkrankungen des Kreislaufsystems (Herzinfarkt und Schlaganfall). Da ein so hoher Prozentsatz dieser Patienten bereits an einer Störung des Zuckerhaushalts leidet, kommt dem Typ-II-Diabetes damit eine fundamentale Bedeutung bei der allgemeinen Krankheitsvorsorge und der Gesundheitsforschung zu.

Jeder, der an Diabetes erkrankt, begrenzt damit seine Lebenserwartung um möglicherweise 1–2 Jahrzehnte. Die biologisch wesentlich jüngeren

Frauen, die normalerweise eine um 6–8 Jahre längere Lebenserwartung haben als die gleich alten Männer, verlieren diesen Vorzug in dem Augenblick, in dem eine Zuckerkrankheit in irgendeiner Form bei ihnen auftritt. Die Typ-II-Diabetiker sterben 2- bis 6mal häufiger am Infarkt und bis zu 10mal häufiger an den Folgen der identischen ähnlichen Krankheit am Gefäßsystem des Gehirns, d. h. also dem Schlaganfall.

Diese Gefäßerkrankungen befallen das sog. große Gefäßsystem, es handelt sich um die Makroangiopathie. Gerade die Tatsache, daß schon eine geringe Störung der Zuckertoleranz damit einhergeht, heißt, daß wir gezwungen sind, die Vorsorge immer strengeren Kriterien zu unterwerfen. Eine Erhöhung des Nüchternblutzuckers über 100 mg% ist bereits ein massives Warnzeichen, der Anstieg des Blutzuckers im Tagesablauf bis in die Höhe von etwa 180–200 mg% zeigt bereits die manifestierte, d. h. voll aufgetretene Typ-II-Zuckerkrankheit an. Es sind gerade diese scheinbar als harmlos angesehenen Werte, die – allgemein mehr oder minder nicht einmal erkannt, und wenn sie erkannt sind, nicht als Krankheit angesehen werden – die Lebenserwartung des betreffenden Patienten bedrohen.

Zu diesen Erscheinungen der Alterung des Gefäßsystems kommt der normale Alterungsprozeß, den wir als Altersarteriosklerose bezeichnen müssen. Damit addieren sich mit steigender Zunahme der Lebenserwartung diese beiden Faktoren. Das heißt also, wir sind gezwungen, uns dieser zweiten Lebenshälfte mit besonderer Aufmerksamkeit zuzuwenden. Es muß unser Ziel sein, uns nicht etwa nur aus dem Bereich der Zuckerkrankheit im engeren zu bewegen, sondern wir müssen erreichen, aus der gesamten Gefährdungsgruppe herauszukommen. Wir bekämpfen damit mit allen unseren Maßnahmen zwei Dinge: einerseits den Diabetes mit einer Reihe noch anzuführender Folgekrankheiten und zum anderen die Arteriosklerose, d. h. die Alterserkrankung des Gefäßsystems.

Die Fortschritte der Medizin, vorwiegend die Antibiotikatherapie mit der erfolgreichen Bekämpfung der verschiedensten Infektionskrankheiten, hatten zur Folge, daß eine immer größere Zahl von Patienten das Alter erlebt, in dem ein Typ-II-Diabetes manifestiert wird. Der vorzeitige Tod durch Lungenentzündung kann heute in einer Klinik, rechtzeitige Behandlung vorausgesetzt, ausgeschaltet werden. Damit kommen wir aber nun in eine Phase hinein, die wir früher nicht hatten. Der unkontrollierte Typ-II-Diabetes kann mit seinen Blutzuckerschwankungen mit Werten von 250 und mehr als 300 mg% die steilen Spitzen und Täler der Blutzuckerverläufe zeigen, wie wir sie nur beim totalen Insulinmangeldiabetes des Typ-I-Diabetes gewohnt sind zu sehen. An und für sich könnte der Typ-II-Diabetes diesen Schwankungen entgehen, denn er hat ja immer eine gewisse Menge körpereigenes Insulin, was in gleichmäßigem Abstrom die eigentliche Entgleisung in das Coma diabeticum verhütet. Die Schwankungen bei Kohlenhydratzufuhr sind jedoch durch dieses gleichmäßig vorhandene Insulin nicht zu verhindern. Damit sind wir täglich gezwungen, bei einem Typ-II-Diabetiker im Prinzip völlig unnötiger-

weise, die Erkrankungen des kleinen Gefäßsystems, d. h. also die Mikroangiopathie, zu registrieren. Im Prinzip heißt das Erkrankungen der Netzhaut, die sog. Retinopathie, der Niere, die sog. Nephropathie, und schließlich des Nervensystems, die sog. Neuropathie. Die Zahl der Erblindeten nimmt in dieser Gruppe außerordentlich stark zu. Es gibt Daten, die darauf hinweisen, daß mehr als die Hälfte der Blinden in einem Blindenheim von der Diabetesgruppe gestellt werden und hierbei von einem hohen Prozentsatz der Typ-II-Diabetiker. Die Niereninsuffizienten müssen mit der künstlichen Niere behandelt werden, entweder mit der sog. Hämodialyse oder der peritonealen kontinuierlichen Dialyse, wie sie unter häuslichen Bedingungen durchgeführt werden kann. Dazu kommen die scheußlichen Erkrankungen des Nervensystems, schmerzhaft, wenn das periphere Nervensystem befallen ist, u. U. auch Schwächen der Muskulatur, und schließlich – bei Männern – frühzeitige Impotenz.
Dieser Prozeß wird dadurch beschleunigt, daß überhöhte Blutzuckerwerte eine direkte Schädigung der insulinproduzierenden Inselzellen der Bauchspeicheldrüse nach sich ziehen. Wir sprechen heute vom Faktor der sog. Glukosetoxizität. Nach einer Reihe von Jahren erlischt dann die eigene Produktion des Insulins, so daß praktisch die Situation des Typ-I-Diabetikers resultiert. Als erstes versagt die reaktive Insulinsekretion bei Anstieg des Blutzuckers, der das natürliche Stimulans für die Abgabe des Insulins darstellt. Eine Reihe von Jahren können dann Hilfsmechanismen aus dem endokrin-nervösen System des oberen Darmtraktes dazu verhelfen, daß zwar verzögert, aber immer noch eine gewisse Menge an Insulin in den Kreislauf hineingebracht wird, um die Ernährung zu kompensieren. Mit einer Verzögerung von mehreren Stunden wird dann die vorübergehende Hyperglykämie wieder gesenkt, und einige Stunden nach der Nahrungsaufnahme können wir dann scheinbar normale Werte haben. Das erklärt auch die oft vorhandenen normalen Nüchtern-Blutzuckerwerte bei diesem Diabetestyp, die so viele Ärzte heute noch immer erstaunen.
Für uns bedeutet das, daß wir nicht nur den Blutzucker sehr präzise beobachten müssen, am besten in Form der kontinuierlichen Blutzuckeranalyse, sondern uns mit Hilfe der sog. Messung des glykosilierten Hämoglobins über die Mehrheit der erhöhten Blutzuckerwerte Aufschluß verschaffen müssen. Gelingt es, das Körpergewicht in den Bereich des normalen oder idealen Gewichts zu bringen, verschwindet der Diabetes mehr oder minder. Unser Ziel ist eine dreifache Normalisierung:
1. Normalisierung des Körpergewichtes,
2. Normalisierung des Blutdrucks, um die Gefährdung des Kreislaufsystems damit auszuschließen,
3. Normalisierung der Fettwerte.

Heute haben wir die medizinischen Möglichkeiten, um das durch die Therapie zu erreichen. Die Diät ist dabei natürlich an die Spitze zu setzen, da wir mit erhöhtem Faseranteil, gesenkter Fettzufuhr und den richtigen

Kohlenhydraten die Arteriosklerose bremsen können. Wenn es mit der diätetischen Therapie allein nicht mehr geht, bei dem entsprechend erreichten Körpergewicht, setzen wir die oralen Antidiabetika, die Tablettentherapie, ein. Sie mobilisiert noch eine Menge von Insulin, um mit dem körpereigenen Insulin auskommen zu können. Gelingt auch das nicht mehr, weil eben dieser Faktor der Glukosetoxizität schon zuviel körpereigenes Produktionsmaterial zugrunde gerichtet hat, dann müssen wir auf eine gewisse Menge Insulin einstellen und kombinieren entweder Insulin mit Tabletten, um zwei Spritzen am Tage einzusparen, oder geben immer wieder eine vorübergehende Insulintherapie, die dann den Patienten mit seinem eigenen Insulin auf die Tabletten ansprechen läßt.

Diese Kriterien der Therapie müssen befolgt werden. Der Augenhintergrund muß frühzeitig kontrolliert werden, um mit den entsprechenden Maßnahmen das Fortschreiten der Retinopathie verhindern zu können. Dies ist heute mit der Koagulation, der Licht- oder Laserkoagulation am Augenhintergrund, möglich. Schließlich bedeutet eine Senkung des Blutdrucks in den Normalbereich hinein eine Verlangsamung des Fortschreitens des Nierenversagens. Diese Dinge sind bewiesen. Wir müssen also mit verfeinerten Methoden die Eiweißausscheidungen prüfen und sie durch die Therapie so zurückführen, daß die Phase des endgültigen Nierenversagens hinausgezögert wird. Schließlich muß mit der entsprechenden Therapie und der diätetischen Reduktion durch Einschränkung der cholesterinreichen Nahrungsmittel eine Normalisierung der Cholesterinwerte und mit dem Cholesterinspiegel zusammenhängender Werte erreicht werden.

Es besteht kein Zweifel, daß mit einer derartig präzisen und klugen Behandlung die Zahl der arteriosklerotischen Folgen – denken Sie an die Notwendigkeit der Amputation eines Beines – und alle anderen Komplikationen ebenfalls, massiv reduziert werden können. Die Makroangiopathie muß aus diesem Bild verschwinden, die Mikroangiopathie muß verhütet werden können.

Wenn der Patient folgt und diese Dinge mittreibt, ist es gar keine Frage, daß seine Lebenserwartung fast derjenigen eines Stoffwechselgesunden gleichen kann. Es liegt in seiner Hand, dieses Ziel zu erreichen, und es ist keine Frage, daß wir dieses Ziel erreichen können.

Dieses Büchlein, entstanden aus der praktischen Therapie, soll dazu beitragen, möglichst vielen Diabetikern das Wissen zu vermitteln, das sie in die Lage versetzt, sich unter Alltags-Bedingungen richtig zu verhalten. Sie müssen heute bei diesem Diabetestyp nicht Ihr Schicksal bedauern. Sie sind in der gleichen Lage wie alle anderen Menschen, die ihr Leben verlängern möchten, um nicht vorzeitig an den Folgen der Arteriosklerose zu sterben.

Ulm, im August 1990   *E. F. Pfeiffer*

Inhaltsverzeichnis

Anhang

Mitarbeiterverzeichnis

Dr. med. Friederike Bischof
Priv. Doz. Dr. med. Wolfgang Kerner
Dr. med. Carsten Meyerhoff
Prof. Dr. med. Dr. h. c. mult. Ernst Friedrich Pfeiffer
Dr. med. Armin Schnabel
Dr. med. Gerald Steinbach
Petra Anders, Ernährungsberaterin
Christa Rogenhofer-Pschorr, Ernährungsberaterin
Gabriele Servay, Ernährungsberaterin
Shanti Splitt, Ernährungsberaterin
Horst Zier, Medizintechniker

Titelbildillustration: Dr. med. Thomas Buchmüller

Rezepte gekocht und angerichtet von den Lehrassistentinnen der Schule
für Ernährungsberatung unter Leitung von Brigitte Mattheis

Fotos: Wolfgang Lutz

Medizinische Klinik und Poliklinik
Universität Ulm
Robert-Koch-Straße 8
7900 Ulm

1 Was ist Diabetes mellitus?

1.1 Grundlagen

Blutzucker

Die Zuckerkrankheit (Diabetes mellitus) ist gekennzeichnet durch eine Erhöhung des Zuckergehaltes (d. h. Traubenzucker = Glukose) im Blut. Die Ursache ist eine zu geringe Insulinwirkung. Jeder Mensch hat eine bestimmte Menge von Glukose im Blut. Der normale Blutzuckerspiegel liegt zwischen 60 und 100 mg% im Nüchternzustand und steigt nach dem Essen bis höchstens 140 mg% an. Wenn wiederholt Blutzuckerwerte oberhalb dieser Grenze gemessen werden, besteht eine Zuckerkrankheit.

Traubenzucker ist einer der wichtigsten Energielieferanten für alle Zellen des Körpers. Die Zellen nehmen ständig Zucker aus dem Blut auf und bauen ihn ab. Damit der Blutzuckerspiegel nicht abfällt, muß gleichzeitig Zucker nachgeliefert werden. Das geschieht
1. durch Zuckeraufnahme aus der Nahrung und
2. durch Zuckerfreisetzung aus der Leber.

Normalerweise setzt die Leber nur soviel Zucker frei, daß der Blutzuckerspiegel im Normbereich bleibt. Setzt sie aber mehr Zucker frei, als von den anderen Zellen benötigt wird, steigt der Blutzuckerspiegel an.

Ein Blutzuckeranstieg kann also auf zwei Wegen zustandekommen:
- durch verminderte Zuckeraufnahme in die Zellen oder
- durch einen zu starken Zuckereinstrom in das Blut (aus der Nahrung)

Insulin

Beide genannten Vorgänge werden vom *Insulin* reguliert. Insulin ist ein Hormon (= Botenstoff), das in den Inselzellen* der Bauchspeicheldrüse gebildet und in das Blut abgegeben wird. Es hat viele Regulationsauf-

---

* daher der Name Insulin

gaben im Zucker- und Fettstoffwechsel. Eine seiner Hauptwirkungen ist die Förderung der Zuckeraufnahme in die Zellen. Ohne Insulin ist die Zellwand der meisten Zellen praktisch undurchlässig für Zucker. Insulin öffnet die Zellwand und ermöglicht so den Zuckereinstrom. Es ermöglicht – wie ein Schlüssel, der eine Tür öffnet – das Eindringen von Zucker in die Muskel- und Fettzellen. Im Innern der Zellen wird Zucker entweder direkt in Energie umgesetzt oder als Fett oder Glykogen (Stärke) gespeichert.

Je mehr Insulin im Blut vorhanden ist, desto größer ist der Zuckereinstrom und desto schneller fällt der Blutzuckerspiegel ab. Gleichzeitig verlangsamt Insulin die Zuckerfreisetzung aus der Leber ins Blut. Ist zuwenig Insulin vorhanden, wird nur wenig Zucker in die Zellen aufgenommen, gleichzeitig aber zuviel aus der Leber in das Blut abgegeben. Folglich steigt der Blutzuckerspiegel an. Bei Fehlen von Insulin kann Zucker nicht in die Zellen gelangen. Damit steigt der Blutzucker, und der Zelle fehlt der Energiespender. Außerdem kommt es unter Insulinmangel durch den Abbau von Fett zur Bildung von sog. Azeton (= Ketonkörper).

Nach den bisherigen Ausführungen ist klar, daß die erste Voraussetzung für eine normale Blutzuckerregulation das Vorhandensein von Insulin in ausreichender Menge ist. Tatsächlich haben die meisten Typ-II-Diabetiker jedoch normale oder sogar erhöhte Insulinspiegel. Bei ihnen ist allerdings die *zeitgerechte* Freisetzung von Insulin aus der Bauchspeicheldrüse und die *Insulinwirkung an den Zellen* gestört.

1.2 Einteilung und Vorkommen

Diabetes-Typen

Die Zuckerkrankheit kommt in verschiedenen Formen vor:
- Typ-I-Diabetes oder jugendlicher Diabetes
- Typ-II-Diabetes oder Altersdiabetes
- Schwangerschaftsdiabetes
- Diabetes nach Operationen an der Bauchspeicheldrüse etc.

Typ-I-Diabetes

Der Typ-I-Diabetiker (jugendlicher Diabetes) tritt meist vor dem 30. Lebensjahr auf. Die daran leidenden Patienten sind fast immer normal- oder untergewichtig. Die Blutzuckererhöhung kommt durch das *Fehlen* des Hormons Insulin zustande. Bei Typ-I-Diabetikern sind die Zellen der Bauchspeicheldrüse, die normalerweise dieses Hormon herstellen, zerstört. Die Behandlung dieser Erkrankung *muß* deshalb immer mit Insulin erfolgen.

Typ-II-Diabetes

Die Bezeichnung Typ-II-Diabetes kennzeichnet alle Diabetesformen, bei denen einerseits die Bildung oder die Produktion des Insulins noch zumindest in gewissem Umfang funktioniert, die Ausschüttung (Sekretion) des Hormons nach Blutzuckeranstieg – in der Regel nach Nahrungsaufnahme – andererseits nicht mehr prompt stattfindet. Zudem ist die Auswirkung des Insulins auf den Stoffwechsel von Muskel- und Fettgewebe herabgesetzt.
Der Typ-II-Diabetes (Altersdiabetes) tritt meist nach dem 40. Lebensjahr auf. Die daran leidenden Patienten sind häufig (in 80%) übergewichtig. Ursachen für die Blutzuckererhöhung der Altersdiabetiker sind die verzögerte Freisetzung von Insulin aus der Bauchspeicheldrüse und die verminderte Ansprechbarkeit der Zellen des Organismus auf Insulin. Letzteres hängt vorwiegend mit dem Übergewicht zusammen.
Die Behandlung des Altersdiabetes stützt sich deshalb hauptsächlich darauf, das Normalgewicht durch Reduktionskost zu erreichen. Meist läßt sich anschließend durch Einhalten einer Diabetesdiät, mit der das Normalgewicht aufrechterhalten wird, eine gute Blutzuckereinstellung erzielen. Erst wenn unter diesen Bedingungen die alleinige Diätbehandlung versagt, ist es sinnvoll, Tabletten oder später Insulin einzusetzen.

Schwangerschaftsdiabetes

Bei manchen gesunden Frauen entwickelt sich im Verlauf einer Schwangerschaft eine Zuckerkrankheit (Schwangerschaftsdiabetes). Die Schwangerschaftshormone wirken als auslösender Faktor. Aus diesem Grunde ist der Diabetes nach Beendigung der Schwangerschaft meist nicht mehr nachweisbar; er wird allerdings bei der nächsten Schwangerschaft wieder auftreten. Diese Form der Zuckerkrankheit muß während der Schwangerschaft mit dem Ziel behandelt werden, normale Blutzuckerwerte zu erreichen. Geschieht dies nicht, ist das Risiko groß, daß das Kind gesundheitlichen Schaden erleidet.
Da diese Frauen oft später einen Diabetes entwickeln, sollten sie in größeren Abständen daraufhin untersucht werden.

Andere Formen

Schließlich soll noch eine Form der Zuckerkrankheit erwähnt werden, die im Zusammenhang mit entzündlichen Erkrankungen der Bauchspeicheldrüse oder nach Operationen an diesem Organ auftritt. Der Diabetes macht sich bemerkbar, wenn über 90% der Bauchspeicheldrüse die Funktion eingestellt hat bzw. über 90% entfernt wurden. Die Behandlung erfolgt in der Regel mit Insulin.

Vorkommen

Gemessen an der Gesamtbevölkerung besteht bei 3 bis 6% eine Zuckerkrankheit. Etwa 90% davon haben einen Altersdiabetes, etwa 10% einen jugendlichen Diabetes.
Nach dem 50. Lebensjahr steigt die Zahl der Typ-II-Diabetiker steil an. Deswegen wurden sie früher auch Alters- oder Erwachsenendiabetiker genannt. 10–15% der gesamten Bevölkerung leiden, oft unerkannt, an einem Typ-II-Diabetes.
Bei etwa 2–2,5 Mio. Diabetikern in West-Deutschland rechnen wir daher mit 200 000–250 000 jugendlichen insulinpflichtigen Typ-I-Diabetikern. Hier setzen wir die Grenze mit 30 Jahren an, d. h. also Säuglinge, Kleinkinder, Kinder, Jugendliche und junge Erwachsene bis zum 30. Lebensjahr. Andererseits wissen wir durch die Verkaufsanalysen der Insulinhersteller, daß etwa 600 000 Patienten in West-Deutschland Insulin erhalten. Der Insulinbedarf steigt ständig an.

1.3 Ursachen

Wir wissen bis heute noch nicht, welche Ereignisse am Anfang der Entwicklung zum Typ-II-Diabetes stehen.

Vererbung

Fest steht einerseits eine stark vererbte Neigung zur Manifestation dieses Diabetestyps. Wir kennen komplette Typ-II-Diabetiker-Familien. Sie kommen auch gehäuft bei bestimmten Völkern oder Rassen vor.
Die Erbanlagen, die für die Entwicklung der Zuckerkrankheit erforderlich sind, scheinen in jedem Fall an die Nachkommen weitergegeben zu werden. Zudem sind die Erbgänge bei Typ I und Typ II verschieden:
– Typ-I-Diabetes: Ist ein Elternteil zuckerkrank, dann liegt die Wahrscheinlichkeit, daß ein Kind zuckerkrank wird, für die ersten 25 Lebensjahre für dieses Kind bei 1–5%. Sind beide Elternteile

zuckerkrank, dann liegt die Wahrscheinlichkeit für den gleichen Zeitraum bei 10–20%.
– Typ-II-Diabetes: Bei einem Elternteil mit Typ-II-Diabetes beträgt die Wahrscheinlichkeit, selbst zuckerkrank zu werden 30–50%. Sie ist also deutlich höher als beim Typ-I-Diabetes.

Störung der Insulinabgabe und der Insulinwirkung

Allgemein ist hier von der Tatsache des Alterns auszugehen. Zweifellos nimmt die Fähigkeit der Insulinproduktion der Inselzellen mit zunehmendem Alter ständig ab. Die mangelhafte Insulinabgabe nach Nahrungsaufnahme (vor allen Dingen nach kohlenhydratreichen Mahlzeiten) allein erklärt die rapide Zunahme des Typ-II-Diabetes jedoch nicht. Die erst später einsetzende Abgabe des Insulins aus den Inselzellen der Bauchspeicheldrüse geht mit einer wesentlichen Herabsetzung der Hormonwirkung an den insulinempfindlichen Zellen des Muskel- und Fettgewebes einher.

Verzögerte Insulinfreisetzung

Obwohl die meisten Typ-II-Diabetiker keine verminderte Insulinproduktion haben, ist ihr Blutzucker zu hoch. Einer der Gründe dafür ist die verzögerte Insulinfreisetzung nach dem Essen.
Wenn zuckerhaltige Nahrungsmittel über den Magen in den Darm gelangen, kann man bereits nach einigen Minuten einen Anstieg des Blutzuckers messen. Normalerweise steigt kurze Zeit später auch der Insulinspiegel im Blut an. Das rasch freigesetzte Insulin sorgt dafür, daß vermehrt Zucker aus den Zellen aufgenommen und folglich der Blutzuckeranstieg gebremst wird. Beim Typ-II-Diabetes tritt die Insulinfreisetzung aus der Bauchspeicheldrüse verzögert ein, und der Zuckereinstrom in die Zellen beginnt langsam. Folglich kommt es nach dem Essen zu einem überhöhten und lange anhaltenden Blutzuckeranstieg.
Der Blutzuckeranstieg nach dem Essen läßt sich durch die richtige Kostzusammensetzung beeinflussen. Der Zucker, der aus dem Darm aufgenommen wird, muß größtenteils erst während der Verdauung aus der Nahrung freigesetzt werden. Die Nahrungsstoffe, aus denen Zucker freigesetzt wird, werden *Kohlenhydrate* genannt. Es gibt Kohlenhydrate, die schnell zu Zucker abgebaut werden und die folglich einen starken Blutzuckeranstieg erzeugen. Andere Kohlenhydrate werden langsamer abgebaut. Sie lassen den Blutzucker nach dem Essen weniger hoch ansteigen. Die richtige Auswahl der Kohlenhydrate ist deshalb eine der wichtigsten Behandlungsmaßnahmen beim Diabetiker. Im Kapitel 3.2 (Diät) wird noch speziell auf dieses Problem eingegangen werden.

Blutzuckeranstieg ist normalerweise die stärkste Anregung für die Insel-zelle zur Ausschüttung von Insulin. Die Insulinfreisetzung erfolgt aber auch noch als Reaktion auf andere Substanzen, z. B. auf Sulfonylharn-stoffe, die im *Glibenclamid,* Euglucon®, Rastinon® und einer ganzen Reihe von Präparaten enthalten sind. Auf diesem Umstand beruht die gesamte Basis der Tablettenbehandlung der Zuckerkrankheit. Durch die Gabe dieser Substanzen kann oft die Insulinabgabe nach Anstieg des Blut-zuckers wieder zeitgerecht auftreten. Mitunter kann der Typ-II-Diabetes auf diese Weise jahrzehnte lang fast normale Blutzuckerwerte erreichen. Voraussetzung ist natürlich die genaue Einhaltung der Diabetesdiät.

Verminderte Insulinwirkung

Der Grund für den erhöhten Blutzuckerspiegel – trotz des normalen oder sogar erhöhten Insulinspiegels – ist die verminderte Empfindlichkeit der Zellen gegenüber Insulin. Diese erkennt man daran, daß eine bestimmte Menge von Insulin oft beim Diabetiker zu einem geringeren Blutzucker-abfall führt als beim Nicht-Diabetiker.
Der Nahrungszucker kann damit nicht schnell genug in die Zelle einge-schleust werden, um dort verbrannt zu werden. Der Zucker staut sich vor der Zellwand an. Der Blutzucker steigt mitunter auf extreme Werte an. Es dauert Stunden, bis das zu spät auftretende, wenn auch dann vermehrt abgegebene Insulin aus der Bauchspeicheldrüse den Blutzucker wieder in den Ausgangsbereich zurückbringen kann.
Die Empfindlichkeit der Körperzellen gegenüber Insulin hängt mit dem Körpergewicht zusammen. Übergewicht erzeugt eine Verringerung der Insulinempfindlichkeit. Gewichtsabnahme verbessert das Ansprechen der Zellen auf Insulin. Ebenso wie der Blutzuckeranstieg nach dem Essen kann also auch die Insulinempfindlichkeit durch die richtige Kost beeinflußt werden.
Jedoch kommt es nur sehr selten zum gefürchteten *diabetischen Koma* als Folge des Insulinmangelzustandes. Dies wird verhindert durch die noch funktionierende Rest-Insulinbildung und -sekretion.

Übergewicht

Ursachenfaktoren Nummer eins sind nach wie vor das Übergewicht und dessen Steigerung, die Fettsucht. Schon wenn wenige Kilogramm das Normalgewicht überschreiten, geht dies einher mit einer gesteigerten Insulinproduktion. Die Insulinspiegel im Blut und Gewebe bei über-gewichtigen Menschen sind höher als bei Menschen mit Idealgewicht, d. h. einem Körpergewicht, wie wir es bei knapper Ernährung und regel-mäßiger, kräftiger Arbeit finden.

Normalgewicht = Körpergröße minus 100 in Kilogramm
Idealgewicht   = Körpergröße minus 100 min. 10% bei Männern
                                              min. 15–20% bei Frauen

● Beispiel   170 cm Körpergröße
Normalgewicht = 170 − 100 = 70 kg
Idealgewicht   = 170 − 100 −   7 (≙ 10%) = 63 kg bei Männern
                     = 170 − 100 − 10 (≙ 15%) = 60 (56) kg bei Frauen

Tatsächlich führt schon ein sehr geringer Anstieg des Körpergewichtes von wenigen kg (schon bei 2 bis 5 kg) über das Idealgewicht zu einem erhöhten Insulinspiegel im Blut und Gewebe. Diese Werte steigen mit dem Körpergewicht noch weiter an. Der erhöhte Insulinspiegel wird benötigt, weil bei Übergewicht eine deutliche *Insulinresistenz* im Muskel und Fettgewebe nachzuweisen ist, d. h. das Insulin hat nur noch eine verminderte Wirkung an den Zellen.
Daß der Typ-II-Diabetes vor allem mit unseren Ernährungsgewohnheiten und dem Übergewicht unserer Wohlstandsgesellschaft zusammen hängt, zeigt die folgende Abbildung:

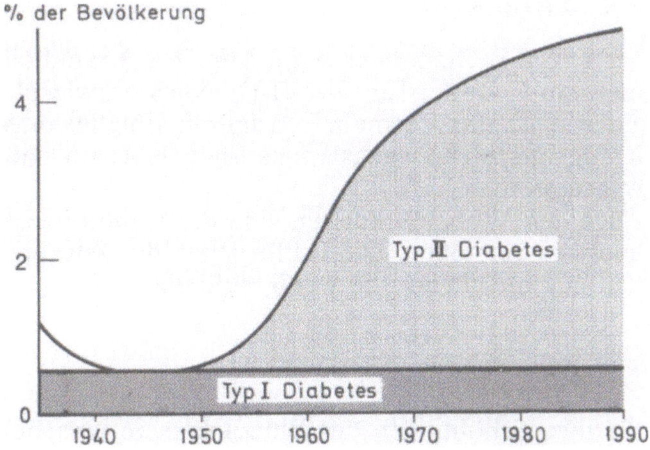

Abb. 1. Entwicklungskurve des Typ-II-Diabetes nach dem 2. Weltkrieg

Im Krieg und den Hungerjahren danach gab es praktisch keinen Typ-II-Diabetes. Ebenso gab es praktisch keine Herzinfarkte oder Schlaganfälle. Erst mit dem Wirtschaftswunder der 50er und 60er Jahre nahm die Häufigkeit des Typ-II-Diabetes und seiner Folgeerkrankungen rapide wieder zu. Der Typ I- oder jugendliche Diabetes war dagegen zu jeder Zeit gleich häufig vertreten, denn er hat ja auch ganz andere Ursachen.

In verschiedenen Kriegen mit ihrer schlechten und unzureichenden Ernährung und dem Zwang zur körperlichen Bewegung verschwand die Masse der Erwachsenen-Diabetiker. Dies haben bereits die Franzosen 1871 in Paris während der Belagerung durch die deutsche Armee registriert. Wir machten die gleiche Beobachtung in den letzten beiden Weltkriegen. Unmittelbar nach der Währungsreform 1948 schnellte die Zahl der Diabetiker innerhalb eines Jahres in der Frankfurter Diabetikerberatung der Medizinischen Universitätsklinik von etwa hundert Patienten auf mehrere Tausend Patienten hoch!

Noch eindrucksvoller ist der prompte Effekt einer knappen Ernährung und viel körperlicher Arbeit auf die bei Diabetikern so stark verbreitete Arteriosklerose. In den Hungerjahren 1946/47 waren in Deutschland Herzinfarkt und Schlaganfall praktisch von der Liste der Todesursachen verschwunden. Aber schon die Einführung der Lebensmittelmarken in England im 2. Weltkrieg bewirkte bei den Typ-II-Diabetikern einen dramatischen Rückgang von Herzinfarkt und Schlaganfall, obwohl die Rationierung den Einwohnern dort immer noch ca. 2000 kcal/Tag garantierte.

1.4 Symptome

Viele Typ-II-Diabetiker bemerken ihre Krankheit erst spät. Dies hat mehrere Gründe: Ein Typ-II-Diabetes entwickelt sich meistens über einen Zeitraum von mehreren Jahren. Folglich entwickeln sich auch die Krankheitszeichen langsam; häufig so langsam, daß der Patient sie kaum wahrnimmt.

Nach den Vorbemerkungen sind die Symptome des Diabetes mellitus leicht zu verstehen. Die Frühzeichen der Zuckerkrankheit sind jedoch häufig schleichend und wenig auffällig.

Erhöhter Blutzucker

Geringe Erhöhungen des Blutzuckers verursachen in der Regel keine Beschwerden. Sie werden nur durch die Blutzuckerbestimmung beim Arzt entdeckt. Ab einem bestimmten Alter gehört deswegen die Blut- oder Urinzuckerbestimmung zu den Vorsorgeuntersuchungen, die regelmäßig durchgeführt werden sollten.

Auch ein stark erhöhter Blutzuckerspiegel nach den Mahlzeiten erzeugt von sich aus keine Beschwerden. Er kann nicht unmittelbar wahrgenommen werden, sondern nur indirekt über seine Folgeerscheinungen wie häufiges Wasserlassen, Mundtrockenheit und Müdigkeit. Diese Beschwerden werden vom Patienten häufig als nicht besonders belastend oder gefährlich empfunden und deshalb lange Zeit vernachlässigt.

Durst und häufiges Wasserlassen

Durst, häufiges Wasserlassen und trockener Mund entstehen durch das „Überfließen" von Zucker in den Urin bei hohen Blutzuckerwerten (meist über 180 mg%). Diesen Wert nennt man die *Nierenschwelle*. Nach den Gesetzen der Physik kommt es hierbei mit dem Zuckerverlust zu einer vermehrten Urinproduktion (Polyurie). Der Körper reagiert auf den Wasserentzug mit einem gesteigerten Durstgefühl (Polydipsie). Durch den erhöhten Wasserumsatz besteht die Gefahr der Austrocknung (Exsikkose), wenn aus irgendeinem Grund nicht ausreichend Flüssigkeit zugeführt werden kann, z. B. bei einer fieberhaften Erkrankung oder Brechdurchfall. Diese Austrocknung kann gefährlich werden, z. B. in Form eines Kreislaufzusammenbruchs, durch Eindicken und Stocken des Blutes (Schlaganfall und Herzinfarkt) oder beim diabetischen Koma.

Energiemangel

Leistungsverlust, Abgeschlagenheit, Müdigkeit, Lustlosigkeit etc. entstehen durch Energiemangel, weil die Körperzellen ohne wirksames Insulin nicht genügend Zucker aus dem Kreislauf aufnehmen können. Da auch das Gehirn unter Energiemangel leidet, stellen sich Konzentrationsschwächen, Schwindel und Merkfähigkeitsstörungen ein. Gewichtsverlust entsteht vor allem durch den Abbau von Fett. Aber auch Muskelschwund und der Verlust von Zucker durch den Urin machen sich hierbei bemerkbar.

Infektanfälligkeit

Ein schlecht eingestellter Diabetes mellitus beeinträchtigt auch die Heilung von Verletzungen aller Art und von Operationswunden. Wunden heilen langsam und neigen zu Infektionen. Auch ohne Verletzungen ist die Haut des schlecht eingestellten Diabetikers anfällig für Furunkel und Pilzinfektionen. Letzteres gilt auch für die Schleimhäute, auch der Geschlechtsorgane: bei der Frau ist die Scheidenschleimhaut betroffen, beim Mann die Eichel. Wird der Diabetes gut eingestellt, heilen solche Infektionen rasch ab, es sei denn, die Heilung wird verzögert durch Durchblutungsstörungen. Dies gilt im besonderen Maße für Infektionen der Füße. Jedoch ist der Diabetiker grundsätzlich anfälliger für Infektionen aller Art: Harnwegsinfekte, Infekte der Nasennebenhöhlen und der Zahnwurzeln. Hygiene ist dabei die beste Vorbeugung. Verzögerte Wundheilung, Hauteiterungen, häufige Harnwegsinfekte und andere Infektionen entstehen durch Schwächung des Abwehrsystems. Besonders gefürchtet ist die Komplikation des „diabetischen Fußes".

Sehstörungen

Sehstörungen entstehen durch Quellung der Augenlinse bei erhöhten Blutzuckern. Das macht sich vor allem beim Lesen und bei der Brillenstärke bemerkbar. Bei Normalisierung des Blutzuckers bilden sich diese Sehstörungen wieder vollständig zurück. Allerdings dauert der Austausch des Zuckers in der Augenlinse 2 bis 4 Wochen.

Koma

Ein diabetisches Koma ist nach wie vor ein lebensgefährliches Krankheitsbild. Es gibt zwei verschiedene Arten des Komas:
- Zum einen können durch die Austrocknung des Körpers infolge der gesteigerten Urinproduktion Schwindel, Verwirrtheit bis hin zur Bewußtlosigkeit auftreten *(hyperosmolares Koma)*.
- Zum andern können Übelkeit, Erbrechen und Bauchschmerzen bei Übersäuerung des Organismus durch Azeton (= Fettabbauprodukt) bei entgleistem Diabetes – entgleist z. B. durch Infektionskrankheiten – entstehen *(ketoazidotisches Koma)*. Dieses Krankheitsbild, das im Koma endet, muß sofort im Krankenhaus behandelt werden, denn es besteht Lebensgefahr!

Organveränderungen

Leider kommt es immer wieder vor, daß der Diabetes mellitus erst nach einer Laufzeit von Jahren an den sog. *Spätschäden* erkannt wird. Zu diesen Spätschäden gehören unter anderem der Herzinfarkt, der Schlaganfall oder der „diabetische Fuß". Wenn diese Veränderungen nach einer langjährigen und oft unerkannt gebliebenen Diabeteserkrankung erst einmal eingetreten sind, sind sie schwer zu bessern. Deshalb kommt es darauf an, die Zuckerkrankheit möglichst frühzeitig zu erkennen und von Anfang an konsequent zu behandeln, auch wenn zunächst noch keine Beschwerden bestehen.

1.5 Begleit- und Folgekrankheiten

Die im folgenden besprochenen sogenannten „Spätkomplikationen" tragen ihren Namen zu Unrecht. Gerade beim Typ-II-Diabetiker treten sie nicht „spät", sondern oft *gleichzeitig* mit dem Diabetes auf und sollten deswegen besser Begleit- und Folgekrankheiten genannt werden. Zum Teil werden sie nur beim Diabetiker angetroffen, andere Komplikationen (z. B. die Schädigung der großen Blutgefäße) treten auch in der

nichtdiabetischen Bevölkerung auf, der Diabetiker hat aber ein deutlich
erhöhtes Risiko, an diesen Komplikationen zu erkranken.
Die Spätkomplikationen lassen sich in drei Gruppen unterteilen, die in
ihrem Zusammenwirken zu den unterschiedlichsten Symptomen führen
können.
1. Schäden an den großen Blutgefäßen (Makroangiopathie)
2. Schäden an den kleinen Blutgefäßen (Mikroangiopathie)
3. Schäden an den Nerven (Neuropathie)

Grundsätzlich ist zu sagen, daß ihr Auftreten von der Dauer des Diabetes
und der Güte der Stoffwechseleinstellung abhängt. Gerade beim Typ-II-
Diabetiker, dessen Zuckerkrankheit wegen des symptomarmen Ver-
laufes häufig lange Zeit nicht bemerkt wird, sind häufig zum Zeitpunkt
der Diagnosestellung schon Spätkomplikationen nachweisbar; oder es
sind die Spätkomplikationen, die den Arzt erst zur Diagnose des Diabetes führen.

Schäden an den großen Blutgefäßen

Unter Makroangiopathie versteht man die Schäden an den großen
Gefäßen (von griechisch makros: groß). Ist der Blutzucker über längere
Zeit erhöht, schlägt sich der Zucker an den Gefäßwänden nieder. Damit
ist die Gefäßinnenhaut geschädigt, die dann Kalk und Cholesterin ein-
lagert und die Gefäßlichtung einengt. Es ist leicht einzusehen, daß
zusätzliche Risikofaktoren wie Rauchen und erhöhte Blutfettwerte
diesen Prozeß verstärken. In der Folge kommt es zu Durchblutungsstörungen in den von den betroffenen Gefäßen versorgten Organen.

Herz

Besonders gefährdet sind natürlich Organe, die ständig auf eine gute
Durchblutung angewiesen sind. Das betrifft vor allem das Herz. Diabetiker haben daher ein deutlich erhöhtes Risiko, an Durchblutungsstörungen des Herzens zu leiden.
Das kann bis hin zum Herzinfarkt führen. Wegen der häufig vorhandenen Neuropathie (s. unten) werden die Vorboten eines solchen Ereig-
nisses wie Engegefühl, Druck und Brennen hinter dem Brustbein gar
nicht oder nur wenig ausgeprägt empfunden.

Gehirn

Auch das Gehirn braucht eine fortwährend gesicherte Durchblutung.
Durchblutungsstörungen können zu flüchtigen Lähmungen, Seh- oder

Sprachstörungen bis hin zum Schlaganfall mit bleibenden Folgen führen. Besonders gefährdet sind Diabetiker mit zu hohem Blutdruck und Zigarettenraucher.

Beine

Sind die Gefäße der Beine betroffen, reicht oftmals in Ruhe die Blutversorgung noch aus. Erst bei Belastung machen sich Durchblutungsstörungen bemerkbar: Schmerzen und/oder Schwäche in den Waden oder Oberschenkeln. Der Diabetiker muß häufig stehen bleiben, damit sich die Muskulatur erholt (sog. „Schaufensterkrankheit"). Besteht eine Nervenschädigung mit verminderter Schmerzempfindung, so bleiben die warnenden Schmerzen aus. Demzufolge werden die Beine nicht geschont. Das kann soweit führen, daß Muskulatur und Bindegewebe abstirbt; einzelne Zehen oder der ganze Fuß werden brandig (Gangrän) und müssen amputiert werden (s. auch Abschnitt „Der Diabetische Fuß", S. 14, in diesem Kapitel).

Schäden an den kleinen Gefäßen

Die Mikroangiopathie betrifft die kleinen Gefäße (griechisch mikros: klein). Besonders betroffen sind das Auge und die Niere, in der das Blut in mikroskopisch kleinen Gefäßknäueln gefiltert und entgiftet wird.

Auge

Am Auge kommt es zu kleinen Aussackungen der Netzhautgefäße, Ablagerungen in der Netzhaut oder gar zu Blutungen in die Netzhaut oder den Glaskörper, was je nach Ausprägung bis zur Erblindung führen kann (Retinopathie). Glücklicherweise können diese Veränderungen durch regelmäßige Untersuchung des Augenhintergrundes frühzeitig erfaßt und erforderlichenfalls durch Licht- oder Laserstrahlen verödet werden.

Niere

Es dauert meist viele Jahre, bis die Niere durch den Diabetes soweit geschädigt ist, daß sie ihre Funktion bei der Regulierung des Wasserhaushaltes und der Entgiftung des Körpers nicht mehr wahrnehmen kann (Nephropathie). Dann muß mehrmals pro Woche eine Blutwäsche an der künstlichen Niere (Dialyse) oder durch Spülung des Bauchfells (Peritonealdialyse) durchgeführt werden. Mittlerweile sind auch viele Diabetiker unter den Patienten, die eine Niere transplantiert bekommen.

Es gilt also, Funktionsstörungen der Niere frühzeitig zu erfassen und zusätzliche Schädigungen wie erhöhten Blutdruck und Harnwegsinfekte zu vermeiden. Daher sollten regelmäßige Kontrollen der Eiweißausscheidung im Urin, auch von kleinsten Mengen (sogenannte Mikroalbuminurie), und von harnpflichtigen Substanzen erfolgen.

Nervenschädigung

Unter Neuropathie versteht man die Schädigung der Nerven durch die Zuckerkrankheit. Sensible Nerven sind Leitbahnen, durch die Empfindungen wie Schmerz, Temperatur und Berührung von verschiedenen Gegenden und Organen des Körpers an Gehirn und Rückenmark gemeldet werden. Durch sogenannte motorische Nerven werden Impulse zur Bewegung von Muskeln übermittelt.

Ist nun der Blutzucker längere Zeit erhöht, schlagen sich der Zucker und seine Stoffwechselprodukte an den Nervenscheiden nieder und zerstören diese. Die Nervenleitgeschwindigkeit wird herabgesetzt, nach und nach gehen die Nervenfasern unter. Dieser Prozeß macht sich in der Regel zuerst an den Beinen bemerkbar, kann aber auch unerkannt die inneren Organe befallen.

Gefühlsstörungen

Meistens sind als erstes sensible Nerven geschädigt. Es kommt zu Spontanentladungen der Nerven, die sich als unangenehmes Kribbeln, „Ameisenlaufen" oder Brennen, besonders der Fußsohlen äußern. Dieser Prozeß beginnt meist „sockenförmig" an den Füßen. Darüberhinaus ist die Empfindung von Temperatur und Schmerz vermindert, womit wichtige Warnfunktionen beeinträchtigt sind. Das gilt z. B. für den fehlenden Schmerz bei Durchblutungsstörungen oder besonders bei Verletzungen der Beine (s. auch Abschnitt „Der diabetische Fuß" in diesem Kapitel). Erst später werden auch die dickeren motorischen Nerven in Mitleidenschaft gezogen, es kommt zu Lähmungen und Muskelschrumpfung (Atrophie).

Innere Organe

Die Neuropathie kann aber auch das autonome Nervensystem, d. h. die inneren Organe befallen. Am Magen und Darm z. B. kommt es zu einem verzögerten Transport von Nahrung. Uncharakteristische Magenbeschwerden, Völlegefühl und Erbrechen können auftreten. Am Darm führt verzögerter Nahrungstransport zu einer bakteriellen Vergärung der Nahrung. Die Folge sind Durchfälle.

Ist die Harnblase betroffen, ist das Empfinden der vollen Blase herabgesetzt, außerdem wird die Blase nicht vollständig geleert. Das muß nicht unbedingt Beschwerden verursachen; es treten jedoch gehäuft Harnwegsinfekte auf, insbesondere dann, wenn der Stoffwechsel schlecht eingestellt ist und demzufolge Zucker mit dem Harn ausgeschieden wird. Das ist ein idealer Nährboden für Bakterien und Pilze.

Auch die Herzaktion und der Blutdruck werden durch Nerven gesteuert. Sind diese geschädigt, ist die Blutdruckanpassung an körperliche Lage und Aktivität unzureichend. Schwindel und Schwarzwerden vor den Augen beim Aufstehen aus dem Liegen sind ein typisches Symptom. Es kommen sogar schmerzlose Herzinfarkte bei Diabetikern vor, die wegen des fehlenden·Schmerzes nicht erkannt und daher nicht angemessen behandelt werden.

Eine weitere Diabetesfolge betrifft die männliche Sexualfunktion: Potenzstörungen können zum einen durch Schäden an den die Erektion vermittelnden Nerven oder den Penis versorgenden Arterien hervorgerufen sein.

Der Diabetische Fuß

Ursachen

Die Füße des Diabetikers sind besonders gefährdet:

● durch die **diabetischen Nervenschäden** (Polyneuropathie) spürt er kleinere Verletzungen und Druckstellen im Schuh nicht rechtzeitig.

● Durch die **verminderte Durchblutung** wegen Ablagerungen in den großen und kleinen Blutgefäßen (sei es durch Zucker, Cholesterin, Nikotin, oder – indirekt – durch erhöhten Blutdruck) wird die Haut dünn und empfindlich wie Pergament. Außerdem kommt es zu einer verzögerten und erschwerten Wundheilung.

● Im „süßen" Blut wachsen **Bakterien** sehr viel leichter, es kommt zu einer Infektion. So wird aus einem kleinen Hautriß oder einer Blase ein „offener Fuß". Wenn die Infektion auf den Knochen übergreift, muß amputiert werden. 10% der Diabetiker erleben eine Amputation von Zehen, Fuß oder gar Oberschenkel. Diesem Schicksal kann jedoch durch eine fachgerechte Pflege vorgebeugt werden.

Hinweise zum Schutz vor Verletzungen

- Schuhe und Strümpfe sollen Ihre Füße vor Verletzungen schützen. Gehen Sie daher niemals barfuß. Schützen Sie auch Ihre Zehen, d. h. tragen Sie keine vorne offenen Sandalen, schon gar keine mit Riemchen zwischen den Zehen!

- Tragen Sie Schuhe mit Schutzkappen und dicken Sohlen, wenn Sie eine Arbeit verrichten, bei der Verletzungsgefahr besteht, z. B. bei Gartenarbeit.

- Kaufen Sie neue Schuhe niemals am Morgen, sondern immer am Nachmittag, wenn die Füße schon etwas „eingelaufen" sind, damit neue Schuhe nicht zu eng sind. Achten Sie auf sicheren, bequemen Sitz (Vorsicht Druckstellen!) und genügend Spielraum für die Zehen.

- Laufen Sie neue Schuhe nur wenige Stunden am Tag ein, wechseln Sie grundsätzlich öfters am Tag die Schuhe.

- Ihre Füße müssen atmen können: Tragen Sie Schuhe aus Leder oder Stoff, keine Plastikschuhe. Achten Sie darauf, daß die Schuhe im Sommer luftdurchlässig und im Winter warm (pelzgefüttert) sind.

- kontrollieren Sie Ihre Schuhe vor dem Anziehen auf Fremdkörper (Steinchen, Splitter, Risse und abstehende Sohle, Scheuerstellen, etc.).

- Tragen Sie Schuhe niemals ohne Socken oder Strümpfe!

- Stechen Sie Blasen niemals selbst auf und schneiden Sie keine Hornhaut weg!

- Falls Sie eine Blase oder Verletzung am Fuß haben, gehen Sie sofort zum Arzt! Verbinden Sie die betroffene Stelle nur mit Kompressen und Mullbinden, nicht mit Pflaster!

- Wenn Sie fußunterstützende Einlagen brauchen, fragen Sie Ihren Arzt.

Richtige Pflege

- Vorsicht beim Fußnägelschneiden! Die Nägel nicht zu kurz und auf keinen Fall in die Ecken schneiden; Feilen ist besser.

- Verwenden Sie auf keinen Fall scharfe Gegenstände wie Rasierklingen, Hornhauthobel, Messer etc. oder chemische Mittel zum Entfernen von Hornhaut oder Hühneraugen; auch keine Hühneraugenpflaster.

- Das einzige erlaubte Hilfsmittel ist Bimsstein.

- Lassen Sie Hühneraugen, Hornhaut oder eingewachsene Fußnägel nur vom Fachmann (Fußpfleger oder Arzt) behandeln.

- Nehmen Sie täglich ein Fußbad, aber nur **lauwarm** (Temperatur kontrollieren mit Thermometer!). Lassen Sie die Haut Ihrer Füße nicht aufweichen, baden Sie nur kurz. Nehmen Sie keine Badezusätze, sondern nur eine milde Seife.

- Bitte unbedingt beachten: Ihr Temperaturempfinden kann gestört sein, deshalb: VORSICHT mit Wärme, d. h. kein heißes Wasser, keine Wärmflaschen, keine Heizdecken etc. Wenn Sie kalte Füße haben, tragen Sie nachts wollene Socken oder Bettschuhe, um die eigene Körperwärme zu speichern.

- Fußpilz ist der schlimmste Feind des Diabetikers. Aber er kann nur wachsen, wo es feucht ist. Also die Füße immer gut abtrocknen, insbesondere zwischen den Zehen.

- Beim Abtrocknen nicht reiben, sondern nur vorsichtig tupfen, um die Haut nicht zu reizen. Besonders gut geht es mit Küchenkrepp-Papier.

- Wechseln Sie täglich die Strümpfe, bei Fußschweiß mehrmals. Tragen Sie keine gestopften Stocken (Druckstellen!). Die Socken und Strümpfe sollten aus Naturfasern (Wolle, Baumwolle) sein, nicht aus synthetischem Material, wie z. B. Nylon etc.

- Waschen Sie neue Strümpfe und Socken vor Gebrauch.

- Vermeiden Sie zu enge Strumpf-Bündchen, Strumpfbänder, Sockenhalter und alles, was die Durchblutung behindert.

- Zur Vermeidung von Fußschweiß pudern Sie Ihre Füße, vor allem zwischen den Zehen, mit Babypuder. Geben Sie auch etwas Puder in die Schuhe.

- Verwenden Sie keine Fußdesodorantien, Fußsprays etc., denn die diabetische Haut ist sehr empfindlich. Verwenden Sie nur milden Puder ohne Zusätze, z. B. Babypuder.

- Cremen Sie Ihre Füße ein, aber erst vom Fußrücken aufwärts, nicht zwischen den Zehen, damit die Haut nicht trocken, spröde und rissig wird. Verwenden Sie normale Körpercremes *ohne Zusätze* (z. B. NIVEA®). Falls Sie normale Cremes nicht vertragen, brauchen Sie spezielle Fett- und Pflegecremes aus der Apotheke (z. B. Lanolin-Fettcreme, pH-Eucerin etc.).

- Machen Sie täglich Fußgymnastik.

Kontrolle

- Kontrollieren Sie täglich Ihre Füße. Wenn Ihr Sehvermögen eingeschränkt ist, bitten Sie einen Verwandten, Ihre Füße zu kontrollieren.

- Achten Sie auf Blasen, Hornhaut, Druckstellen und andere Hautveränderungen.

- Nehmen Sie einen Spiegel (Taschenspiegel oder besser Rasier- oder Vergrößerungsspiegel), um die Fußsohle genau zu inspizieren.

- Kontrollieren Sie auch Ihr Schuhwerk auf Fremdkörper (Steinchen, Nagelspitzen, etc.), Risse in der Sohle, aufgehende Nähte etc. und Unregelmäßigkeiten, die Druckstellen verursachen können.

- Bei Veränderungen an Haut und Füßen befragen Sie bitte **sofort** Ihren Arzt.

- Sagen Sie auch Ihrem Fußpfleger, daß Sie Diabetiker sind.

> **Also:** Behandeln Sie Ihre Füße, wie Sie Ihre Hände behandeln, dann kann nichts passieren!

Behandlung der Spätschäden

Es klang schon im zuvor Gesagten an: Die beste „Behandlung" besteht in der Vorbeugung, d. h. in einer guten Blutzuckereinstellung. Immerhin sind bei einer guten Stoffwechselführung manche Schädigungen bis zu einem gewissen Grade rückbildungsfähig. Die Behandlung der Neuropathie mit Tabletten (Thioctsäure und Vitamine) zeigt nur in Einzelfällen Erfolg.

Auf alle Fälle müssen weitere Erkrankungen, die zur Arterienverkalkung führen, wie z. B. der Bluthochdruck und erhöhte Blutfettwerte, behandelt werden. An erster Stelle stehen auch hier Gewichtsreduktion und entsprechende Diät. Häufig jedoch kann man nicht auf blutdrucksenkende Medikamente verzichten. Insbesondere dann wenn bereits Hinweise auf eine *Nierenschädigung* bestehen (Eiweißausscheidung im Urin), ist eine *Normalisierung erhöhter Blutdruckwerte unumgänglich.* Zu vermeiden bzw. zu beschränken sind auch die Genußgifte Nikotin und Alkohol, die gleichfalls Gefäße und/oder Nerven schädigen.

2 Die Stoffwechselkontrolle

Für alle Diabetiker ist es lebenswichtig, eine schwere Stoffwechsel-entgleisung wie das *diabetische Koma* zu verhindern. Da ein gefährlich hoher Blutzuckeranstieg innerhalb von wenigen Tagen auftreten kann, muß jeder Diabetiker eine drohende Stoffwechselentgleisung selbst feststellen können. *Das ist nur durch selbständige Harn- und Blutzuckermessungen möglich.*

Mit der Selbstmessung der wichtigsten Stoffwechselparameter hat der Typ-II-Diabetiker heute die wesentlichen Werkzeuge zur Stoffwechselkontrolle selbst in der Hand. Er kann somit einen wesentlichen Beitrag zur präzisen Blutzuckereinstellung leisten und hat die Möglichkeit, aktiv seinen Stoffwechsel zu kontrollieren.

Diabetiker, die eine gute Blutzuckereinstellung anstreben, müssen sicher sein können, daß sie diese auch in der Zeit zwischen den Arztbesuchen aufrecht erhalten. Hier sind regelmäßige Selbstmessungen notwendig, denn kein Mensch kann gefühlsmäßig zwischen normalen Blutzuckerwerten, also 80 mg% und erhöhten Werten, z. B. 200 mg%, unterscheiden. Blutzuckerwerte, die ständig um 200 mg% liegen, machen sich nicht durch Symptome bemerkbar, sondern erst durch die Spätschäden. Zur Verhinderung der diabetestypischen Spätschäden wie Schädigung der Nerven, des Augenhintergrundes, der Nieren und der Gefäße (siehe auch Kap. 1.5) müssen vom behandelnden Arzt regelmäßig Befunde erhoben werden. Diese können wesentlich durch die Selbstkontrolle des Diabetikers vervollständigt werden.

> Die Selbstkontrolle hilft Ihrem Hausarzt bei der Blutzuckereinstellung und gibt Ihnen selbst die nötige Sicherheit, um mit Ihrer Zuckerkrankheit umgehen zu können!

2.1 Selbstkontrolle

Vom Patienten selbst zu kontrollieren sind:
- Gewicht (wöchentlich)
- Urinzucker (täglich) und Urinazeton (bei Bedarf)

- Blutzucker (bei Auftreten von Zucker im Urin), ggf. Tagesprofil (bei mehrfach positivem Urinzucker)
- Blutdruck (wöchentlich)
- Kontrolle der Haut, insbesondere der Füße (täglich)

Der Typ-II-Diabetiker sollte grundsätzlich den ersten Morgenurin auf Zucker (und Azeton) kontrollieren; besser wäre die Kontrolle bei jedem Wasserlassen. Wenn mehrfach Zucker im Urin auftaucht, sollte eine Blutzuckerselbstmessung durchgeführt werden, und zwar zu festen Zeiten (Blutzuckertagesprofil):
- morgens nach dem Aufstehen (Nüchternwert)
- ca. 9 Uhr, um den Blutzuckeranstieg nach dem Frühstück zu ermitteln
- ca. 12 Uhr (vor dem Mittagessen)
- ca. 14 Uhr (nach dem Mittagessen)
- ca. 17 Uhr (vor dem Abendessen)
- ca. 21 Uhr (nach dem Abendessen)
- wenn möglich, noch ein Wert in der Nacht.

Sind diese gemessenen Blutzuckerwerte gut dokumentiert, kann der behandelnde Arzt aus diesen Daten wesentliche Erkenntnisse ableiten und eine verbesserte Therapie der Stoffwechsellage ausarbeiten.

> Bei besonderen Gefahrensituationen für den Stoffwechsel, z. B. Fieber, Erbrechen, Durchfall, besonderer körperlicher Anstrengung oder seelischen Belastungen, sollte **immer** der Blutzucker gemessen werden!

Diabetikertagebuch

Eine wichtige Voraussetzung für die Selbstkontrolle und deren gemeinsame Auswertung durch Arzt und Patient ist die genaue Dokumentation der erhobenen Befunde. Alle erhobenen Werte müssen aufgeschrieben und mit Zeit- und Datumsangabe versehen werden. Wenn möglich, sollte ein Zusatz besondere Umstände festhalten, z. B. Unterzucker, besondere körperliche Anstrengung oder Diätfehler ...

> Messen Sie anfangs Ihren Urinzucker 3× täglich. Bei guter Einstellung genügt eine Messung am Tag.
> Wenn Sie längere Zeit keinen Urinzucker mehr ausscheiden, genügt es, 2× pro Woche nach dem Frühstück zu messen.
> Wenn Sie sich krank fühlen, Fieber oder Durchfall haben, oder wenn Sie mehr Urin lassen müssen als sonst, beginnen Sie sofort wieder 3× täglich nach dem Essen, Urin zu untersuchen.
> Vermerken Sie alle Besonderheiten Ihres täglichen Lebens: Bewegung, Reisen, Krankheiten, Unterzuckerungen.

DATUM	GEWICHT in kg	HARNZUCKER gemessen 1–2 Std nach den Mahlzeiten			TABLETTEN Sulfonyl- harnstoffe	BEMERKUNGEN z.B. Erkrankungen Unterzucker korp Bewegung
		morgens	mittags	abends		
Mo						
Di						
Mi						
Do						
Fr						
Sa						
So						

Hb_{A1} _____________ %

Abb. 2. Beispiel eines Diabetikertagebuchs

Gewicht

Das wichtigste Kontrollinstrument für den nicht-insulinpflichtigen Diabetiker ist die *Waage*. Da es sich bei diesem Diabetestyp *meist* um übergewichtige Patienten handelt, ist unbedingt eine Gewichtsnormalisierung anzustreben: auf keinen Fall darf es zu einer Gewichtszunahme kommen! Deshalb muß der Typ-II-Diabetiker sein Gewicht einmal wöchentlich (bei einer Reduktionsdiät täglich) zur gleichen Uhrzeit auf der gleichen Waage in unbekleidetem Zustand kontrollieren und dokumentieren. Bei einer Gewichtszunahme von *mehr als 1 kg in einer Woche* sollte mit dem behandelnden Arzt Rücksprache gehalten werden.

Urinzucker und Urinazeton

Bei normalen Zuckerwerten ist kein Zucker im Urin nachweisbar. Der Zuckerübertritt vom Blut in den Urin ist vom Alter des Patienten und vom Zustand seiner Nieren abhängig. Wenn der Blutzucker über ca. 180 mg% ansteigt („Nierenschwelle"), schafft es die Niere nicht mehr, den Urin zuckerfrei zu halten; im Urin wird also Zucker ausgeschieden. Je höher der Blutzucker ist, desto mehr wird über den Urin ausgeschieden.

Da Zucker erst ab Blutzuckerwerten von 160–190 mg%·im Urin auftaucht, zeigt die Anwesenheit von Zucker im Urin auf jeden Fall einen zu hohen Blutzuckerwert an.

Weil der in den Urin übertretende Zucker durch eine größere Trinkmenge verdünnt sein kann, beinhaltet diese Methode eine zusätzliche Meßungenauigkeit. Ebenso beeinflußt die Zeit zwischen dem Wasserlassen und der Messung das Ergebnis. Eine genaue Stoffwechseleinstellung über Urinzucker ist demnach nicht möglich. Taucht allerdings Zucker im Urin auf, ist dies ein Hinweis dafür, daß genauere Methoden, nämlich Blutzuckermessungen, notwendig sind.

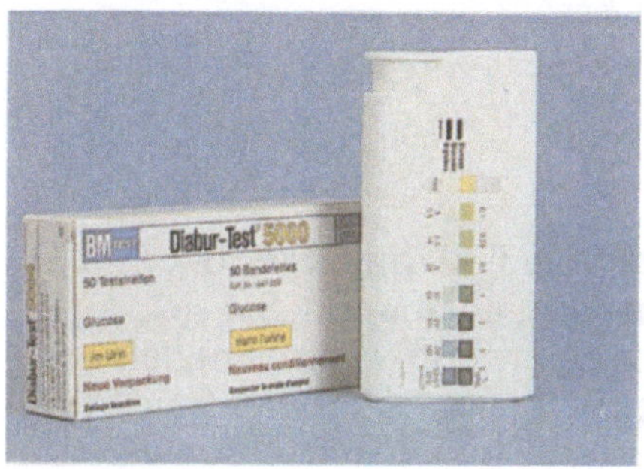

Diabur-Test® 5000

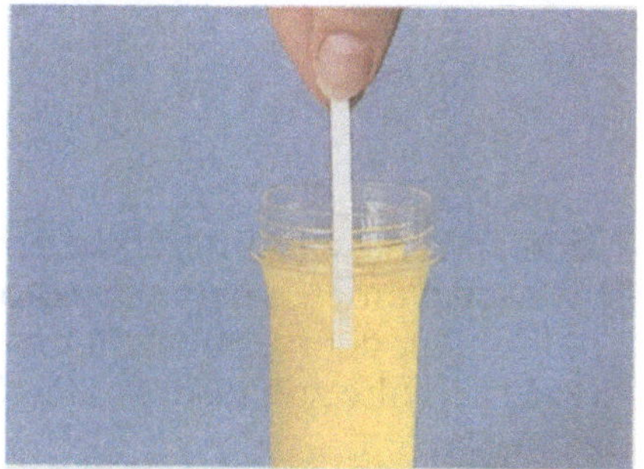

1. Streifen kurz in den Urin eintauchen

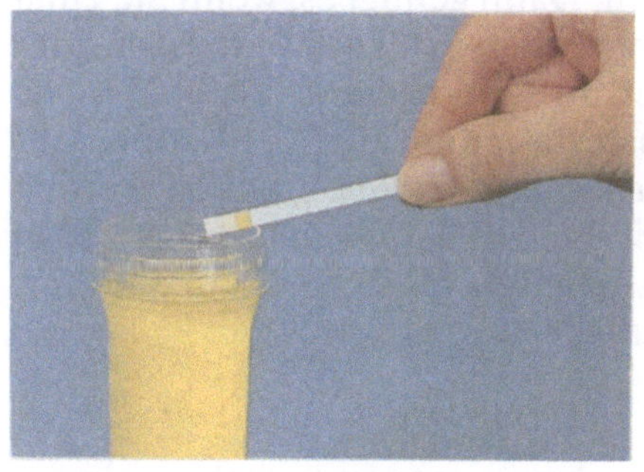

2. Am Rand des Uringefäßes abstreifen oder kurz abschütteln. Farbfelder müssen trocken aussehen

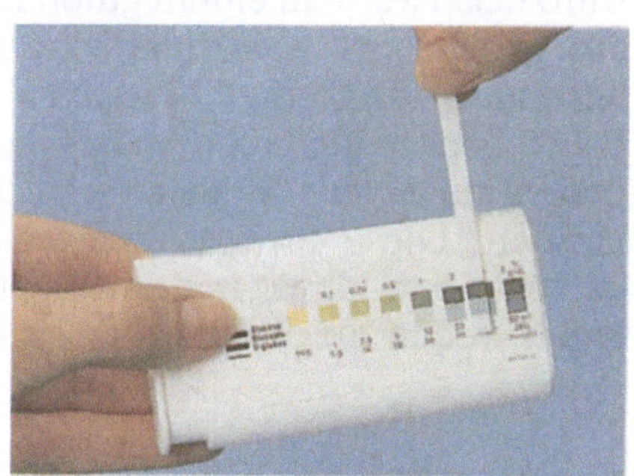

3. Zwei Minuten warten. Farbe der Testfelder mit der Farbskala auf dem Röhrchen vergleichen

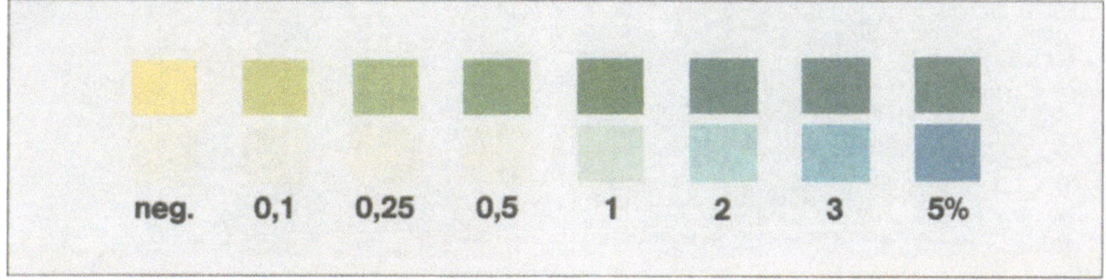

Farbskala auf Diabur-Test® 5000 (Muster)

Abb. 3. Harnzuckermessung mit Diabur®

Beachten Sie das Haltbarkeitsdatum der Packung! Die Ergebnisse werden folgendermaßen beurteilt:

Farbe des Teststreifens	Urinzuckerwerte	Blutzuckerwert
gelb	0% (negativ)	normal oder unterhalb der Nierenschwelle (meist unter 180 mg%)
hellgrün/grün	0,1 bis 1%	oberhalb der Nierenschwelle (über 180 mg%)
blaugrün	2% und mehr	sehr hoch!!!

Wenn an 3 Tagen hintereinander Werte von 3% Urinzucker oder mehr gemessen werden, gehen Sie sofort zum Arzt, auch wenn Sie sich sonst wohl fühlen, denn es besteht die Gefahr einer Stoffwechselentgleisung. Als „Erste Hilfe zuhause" sollten Sie viel Wasser oder kalorienfreie Flüssigkeit trinken!
Wenn Sie über lange Zeit keinen Urinzucker ausscheiden, liegen Ihre Blutzuckerwerte in einem guten Bereich. Dann genügt es, wenn Sie 2mal pro Woche mit dem handlichen Teststreifen **Glukotest**® messen, der besonders für geringe Mengen Zucker im Urin geeignet ist.
Es stehen heute auch Kombinationsteststreifen zur Verfügung, mit denen auf einem Meßstreifen *Urinzucker und Azeton* erhoben werden können. Diese Streifen werden kurz in den frisch gelassenen Urin getaucht bzw. direkt in den Urinstrahl gehalten. Nach einer kurzen Wartezeit weden die Werte über eine Farbskala ermittelt.

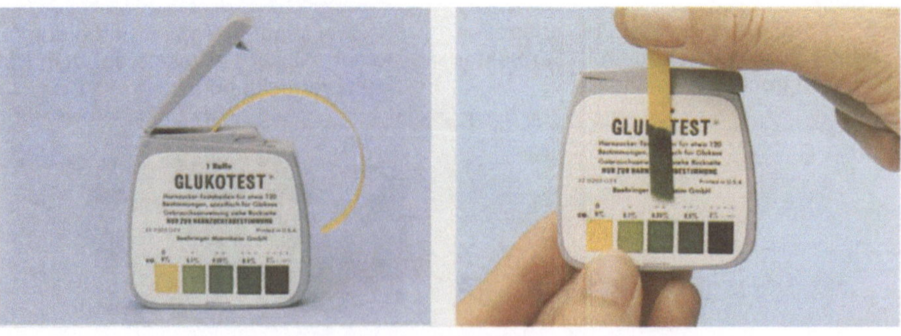

Abb. 4. Harnzuckermessung im Glukosetest®

Azeton als Abbauprodukt des Fettstoffwechsels zeigt bei leichtem Auftreten einen Abbau von Fett an, wie er z. B. bei der Gewichtsabnahme, aber auch beim Urinzucker vorkommt.

> Eine stärkere Azetonausscheidung bei hohen Blutzuckerwerten ist immer ein Zeichen einer drohenden Stoffwechselentgleisung und sollte zur Konsultation des behandelnden Arztes führen.

Blutzucker

Blutzucker muß grundsätzlich von allen Diabetikern gemessen werden, die Insulin spritzen. Auch Diabetiker, die zu *Unterzuckerungen* neigen, sollten unbedingt häufiger Blutzuckerkontrollen durchführen, denn die Urinzuckermesung würde dabei nur „kein Zucker im Urin" anzeigen. Zu niedrig kann Ihr Zucker durch Diät allein allerdings nicht werden, sondern nur, wenn Sie Insulin spritzen oder Tabletten einnehmen.

Der Patient kann heutzutage genaue Blutzuckermessungen selbst vornehmen; dazu ist nur ein kleiner Blutstropfen aus der Fingerbeere nötig, der auf den Teststreifen gebracht wird. Dieser Blutstropfen muß die Testzone des Meßstreifens vollständig bedecken und eine gewisse Zeit einwirken. Nach dieser Zeit wird der Blutstropfen abgewischt. Nach einer weiteren Wartezeit kann der Wert entweder direkt über eine Farbvergleichsskala vom Meßstreifen abgelesen oder über ein Blutzuckermeßgerät ermittelt werden.

Zur Gewinnung des Blutstropfens aus der Fingerbeere genügt ein kleiner Stich, der mit Hilfe einer dünnen Nadel oder Lanzette vorgenommen wird. Es gibt auf dem Markt eine Reihe von Stechhilfen, die diese Arbeit erleichtern. Wenn der Finger zu kalt ist, kommt wenig Blut. Den Finger mit der anderen Hand reiben, bevor Sie hineinstechen!

Urin- und Blutzuckerteststreifen werden in der Regel von den Krankenkassen erstattet. Die Blutzuckermeßgeräte werden jedoch nur in Ausnahmefällen nach Vorlage eines besonderen Attests des behandelnden Arztes genehmigt, z. B. bei Farbenblindheit.

Blutdruck

Da erhöhter Blutzucker und Blutdruck zusammen das Risiko der Arteriosklerose wesentlich verstärken, ist es bei Typ-II-Diabetikern angebracht, regelmäßig den Blutdruck zu messen. Obwohl dies nicht direkt die Stoffwechseleinstellung beeinflußt, sollten Sie daher Ihren Blutdruck regelmäßig selbst messen oder messen lassen (Hausarzt). Entsprechende Blutdruckgeräte zur Selbstmessung sind im Handel – auch im Versandhandel – erhältlich und leicht bedienbar. Eine regelmäßige Überprüfung

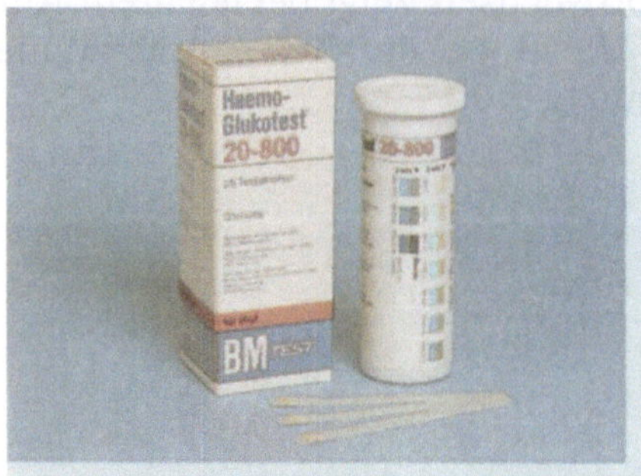
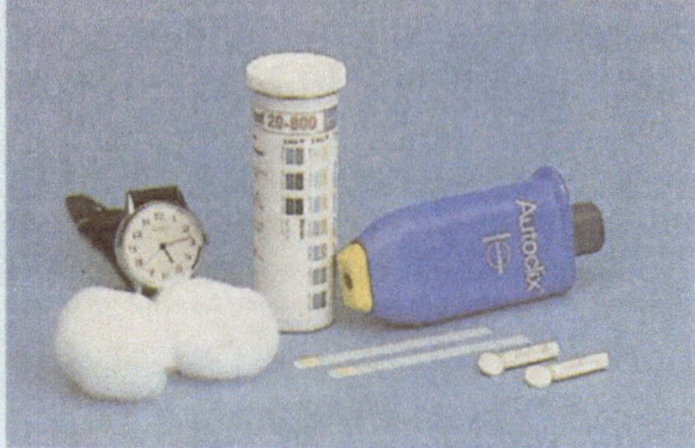

Die gebräuchlichste Methode zur Selbstmessung des Blutzuckers durch den Patienten ist zur Zeit der Haemo-Glukotest® 20–800

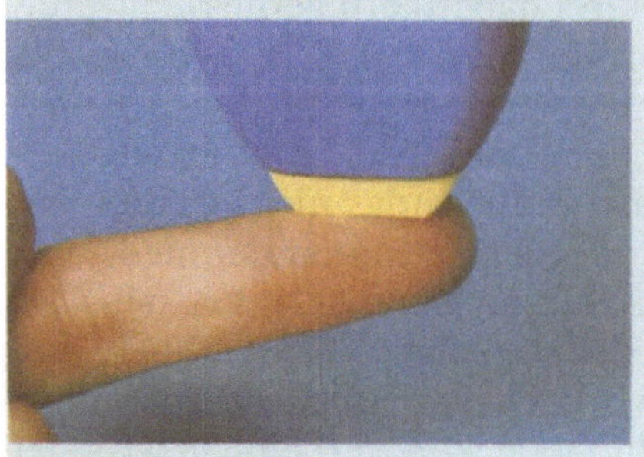
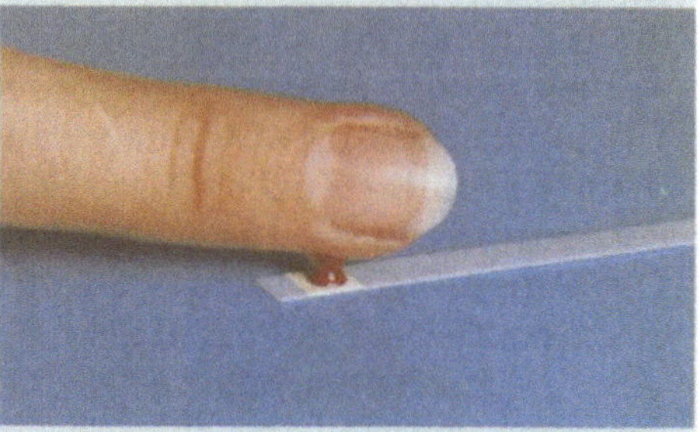

Mit einer Kanüle in den Seitenrand der Fingerbeere stechen, auch mit Autoclix® oder Nadel einer Insulinspritze möglich. Anschließend den Blutstropfen auf das Reaktionsfeld des Teststreifens geben

Abb. 5. Blutzuckermessung mit HGT BM 20–800®

dieser Blutdruckgeräte sollte an geeichten Geräten des behandelnden Arztes erfolgen!

Kontrolle der Haut

Da der Diabetiker durch eine Infektion der Füße besonders gefährdet ist, sollten Sie täglich Ihre Beine inspizieren (s. auch Abschnitt „Der diabetische Fuß" in Kap. 1.5). Bei der kleinsten Veränderung zeigen Sie diese bitte Ihrem Arzt. Schlecht heilende Wunden verschlechtern die Stoffwechsellage und können zum Verlust des Beines führen (Amputationsgefahr!). Hier kommt es wesentlich darauf an, möglichst frühzeitig die richtige Therapie einzuleiten.

Unterzuckerung

Die Zeichen einer Unterzuckerung sind:
- Blutzucker unter 50 mg%
- Zittern, Herzklopfen, Blässe, Blutdruckanstieg

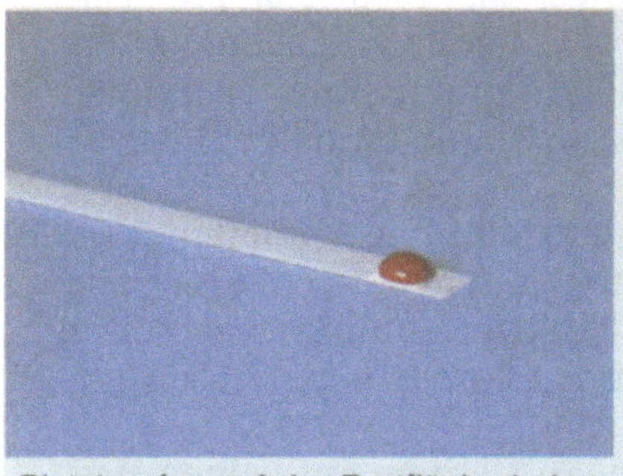 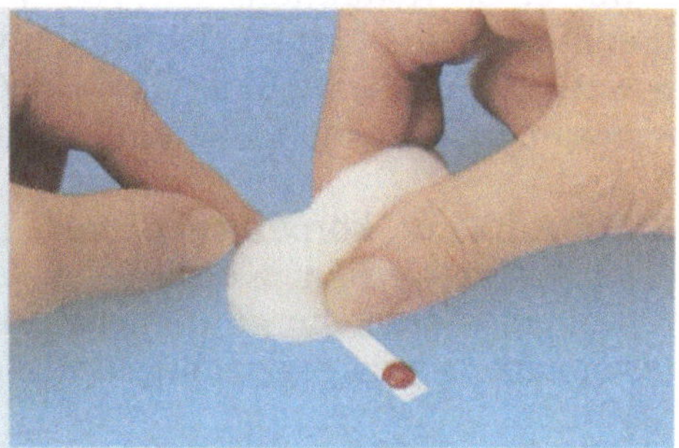

Blutstropfen auf der Testfläche belassen und genau nach 1 Minute dann mit einem Tupfer vorsichtig das Blut abwischen.

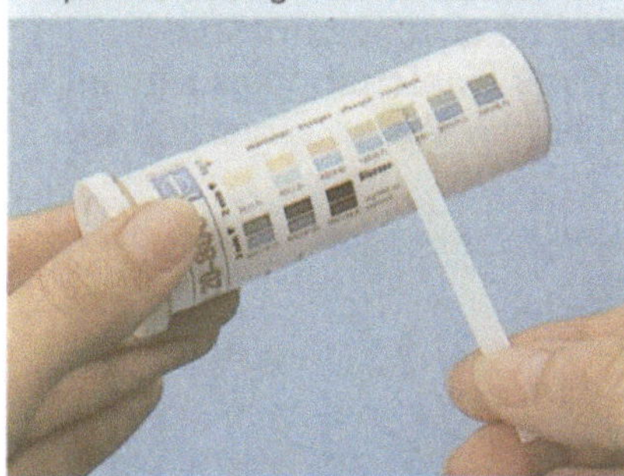 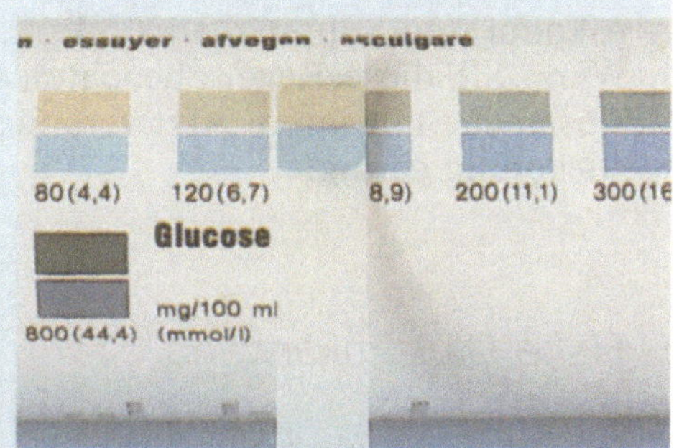

Nach einer weiteren Minute die Farben der beiden Testfelder mit den Farben auf dem Röhrchen verglichen. Je mehr Zucker im Blut ist, desto mehr verfärben sich die beiden Farbfelder des Teststreifens. Wenn sich die beiden Farbfelder deutlich dunkel färben, noch eine Minute länger warten, bis Sie den Wert ablesen.

- Heißhunger
- Verändertes Verhalten, Sprach- und Sehstörungen
- Angst, Pelzigkeit um den Mund, Kopfschmerzen
- Konzentrationsschwäche, Bewußtseinstrübung
- Bewußtlosigkeit

Eine schwere Unterzuckerung kann in seltenen Fällen auch einen Herzinfarkt und/oder einen Schlaganfall auslösen. Das Risiko einer Unterzuckerung läßt sich jedoch weitgehend vermeiden, wenn folgende Regeln beachtet werden:
Die Kost muß möglichst regelmäßig eingehalten werden. Die häufigste Ursache von Unterzuckerungen während einer Behandlung mit Sulfonylharnstoffen (s. Kap. 3.3) dürfte das Auslassen von Mahlzeiten sein.

> Wenn Sie Ihre Tabletten eingenommen haben, müssen Sie auch die gewohnten Mahlzeiten einnehmen.

Bei einer Reduktionskost von weniger als 1000 kcal pro Tag sollten keine blutzuckersenkenden Tabletten eingenommen werden. Wenn Sie eine Gewichtsreduktion durchführen wollen, besprechen Sie die Tablettenpause oder Dosisreduktion mit Ihrem Arzt.

Bei stärkeren körperlichen Belastungen muß die Tablettendosis verringert werden. Körperliche Aktivität senkt den Blutzucker. Außergewöhnliche körperliche Aktivität und Sulfonylharnstoffe verstärken sich gegenseitig und können so zur Unterzuckerung führen.

Alkohol sollte nur in Maßen getrunken werden, auf keinen Fall aber auf leeren Magen. Auch Alkohol senkt den Blutzucker. Alkohol und Sulfonylharnstoffe verstärken sich gegenseitig.

Wenn Sie diese Regeln beachten und die Tablettendosis nur in Absprache mit ihrem Arzt verändern, ist das Risiko einer Unterzuckerung gering.

Hohe Blutzuckerwerte

Wenn Sie plötzlich eine Erhöhung der Blutzuckerwerte oder der Urinzuckerausscheidung feststellen, droht eine Stoffwechselentgleisung. Überlegen Sie: Warum hat sich Ihr Diabetes plötzlich verschlechtert?

Folgende Ursachen sind möglich:

- Sie haben an Gewicht zugenommen oder ernähren sich nicht mehr so günstig wie früher *(Diätfehler)*. Überprüfen Sie Ihren Diätplan, seien Sie wieder konsequent. Achten Sie auf Ihr Gewicht.

- Sie bewegen sich weniger. Achten Sie auf ausreichende körperliche Aktivität.

- Sie haben eine zusätzliche Erkrankung. Fieber? Vereiterter Zahn? Verletzung an den Füßen? Harnwegsinfekt? Suchen Sie Ihren Arzt auf.

- Sie nehmen Medikamente, die den Blutzucker beeinflussen (z.B. gegen Bluthochdruck, zur Entwässerung)? Sprechen Sie mit Ihrem Arzt darüber.

- Keine der bisher erwähnten Ursachen trifft zu? Dann bildet Ihre Bauchspeicheldrüse nun zuwenig Insulin, die Behandlung mit Diät und Tabletten ist nicht mehr ausreichend. Gehen Sie sofort zum Arzt.

2.2 Kontrollen beim Arzt

Zusätzlich zu den von Ihnen erhobenen Befunden wird Ihr Arzt ebenfalls Blutzucker, Urinzucker, Gewicht und Blutdruck kontrollieren.
Ihr Arzt wird Ihre Blutzuckereinstellung über den sogenannten Langzeitparameter HbA_1 überprüfen. Dabei handelt es sich um den Anteil des „verzuckerten" roten Blutfarbstoffes (Hämoglobin oder Hb), der sich im Blut befindet. Je höher der Blutzucker in den letzten 6–12 Wochen war, desto höher ist dieses HbA_1. Das HbA_1 ist also das „Blutzuckergedächtnis" des Körpers.
Da auch Nicht-Diabetiker Zucker im Blut haben, beträgt der Normalanteil 5–8%. Diabetiker sollten diesem Normalwert möglichst nahe kommen. Ein Wert über 10% ist unbedingt verbesserungsbedürftig, ein Wert über 12% hingegen auf keinen Fall zu dulden, weil dann die Entwicklung der Spätschäden rasch voran schreitet. Die Kenntnis dieses Wertes ist also für den Diabetiker interessant. Fragen Sie Ihren Arzt danach.
Zur Kontrolle der Spätschäden wird er in regelmäßigen Abständen Eiweiß im Urin bestimmen lassen. Regelmäßige Kontrollen des Augenhintergrundes und der Nervenfunktion werden bei den entsprechenden Fachärzten oder in einer Klinikambulanz durchgeführt, wohin Sie Ihr Arzt dann überweisen wird.
Da der Typ-II-Diabetiker ein hohes Risiko der Arteriosklerose hat, wird Ihr Arzt regelmäßig einen Gefäßstatus erheben, d. h. er wird die Fußpulse untersuchen, die Halsschlagadern abhören und ggf. ein EKG machen. Dabei erfolgt auch die Inspektion der Füße auf Druckstellen oder nicht heilende Wunden.

3 Die Behandlung der Zuckerkrankheit

3.1 Grundlagen der Behandlung

Die Konsequenzen einer schlechten Stoffwechseleinstellung sind sehr viel schwerwiegender, als es scheint. Erhöhter Blutzucker allein tut nun einmal nicht weh, aber die Folgekrankheiten sind eine ernste Gefahr für Gesundheit und Leben des Patienten. Am meisten betroffen sind die großen und mittelgroßen Blutgefäße, die Arterien (Schlagadern). Ein Diabetiker hat ein 6fach höheres Risiko, einen Schlaganfall oder einen Herzinfarkt zu erleiden als ein Nicht-Diabetiker.

Eine der wichtigsten Behandlungsmaßnmahmen ist der *Abbau von Über-gewicht*. Mehr als 80% aller Typ-II-Diabetiker bringen zuviel Gewicht auf die Waage. Jedes Kilogramm Übergewicht erhöht den Blutzucker, weil es die Insulinempfindlichkeit vermindert. Der Abbau von Übergewicht verbessert die Insulinempfindlichkeit und führt so zur Blutzuckersenkung. Bei vielen Diabetikern bildet sich der Diabetes sogar vollständig zurück, wenn sie ihr Normal- oder Idealgewicht erreichen.

Also gibt es nur eine Konsequenz: Abbau des Fettgewebes durch Gewichtsreduktion, d. h. konsequentes Einhalten einer Reduktionskost bis zum Erreichen (mindestens) des Normalgewichtes. Weiterhin muß für ausreichende körperliche Betätigung gesorgt werden, entweder durch körperliche Arbeit oder durch regelmäßigen Sport, um das Muskelgewebe zu aktivieren. Es ist immer wieder verblüffend, welch unglaublich wirksame und schnelle Effekte durch diese einfachen Maßnahmen erreicht werden.

Bei der kleineren Gruppe von *normalgewichtigen* Typ-II-Diabetikern kommt es darauf an, die Energiezufuhr so zu bemessen, daß kein Übergewicht entsteht. Auch bei ihnen würde ein Gewichtsanstieg zur Verschlechterung der Blutzuckereinstellung führen.

Die zweite wichtige Behandlungsmaßnahme, die für alle Diabetiker gilt, ist die *richtige Kostzusammenstellung*. Dabei kommt es auf die angepaßte Energiezufuhr an, auf das richtige Verhältnis der verschiedenen Nährstoffe und auf die gleichmäßige Verteilung der häufigeren Mahlzeiten im Tagesverlauf.

Die wichtigen Prinzipien der Diabetesbehandlung sind:

- Diabeteskost
- Körperliche Betätigung
- Selbstkontrolle der Stoffwechsellage
- Schulung
- Medikamente (Insulin oder Tabletten)

Gewichtsreduktion und richtige Kostzusammenstellung sind die Grundlagen der gesamten Diabetesbehandlung. Nachlässigkeit auf diesen beiden Gebieten macht eine gute Blutzuckereinstellung unmöglich.

Durch die **Diabeteskost** soll einerseits der Einstrom von Zucker in den Organismus beeinflußt, andererseits soll mit ihr ein normales bzw. ideales Körpergewicht erhalten oder erreicht werden. Letzteres ist vor allem für *Altersdiabetiker* bzw. Typ-II-Diabetiker von größter Bedeutung. Erst wenn zu erkennen ist, daß Diät und körperliche Bewegung den Blutzucker nicht ausreichend senken, ist eine Therapie mit Tabletten zu erwägen. Bei manchen Typ-II-Diabetikern ist die Behandlung mit Tabletten möglich. Diese Tabletten können das in der Bauchspeicheldrüse noch vorhandene Insulin nach Nahrungsaufnahme freisetzen und damit die Blutzuckereinstellung in geeigneten Fällen verbessern. Jedoch sollten sie nur bei normalgewichtigen Diabetikern verwendet werden.

> **Tabletten sind nie ein Ersatz für die Diät!**

Bei einigen Diabetikern ist schon nach kurzer Zeit zu erkennen, daß auch unter der Tablettenbehandlung der Blutzucker zu hoch liegt. Sie müssen dann auf Insulin umgestellt werden. Andere Patienten haben während der Tablettentherapie zunächst gute Blutzuckerwerte – unter Einhaltung der Diabeteskost häufig über mehrere Jahre – steigen dann aber trotz der Tabletteneinnahme und der Diät mit dem Blutzucker an (sog. „Sekundärversager"). Diese Patienten müssen dann ebenfalls Insulin erhalten. Die Patienten, die trotz guter Gewichtskontrolle und sorgfältiger Kostzusammenstellung auf Insulin umgestellt werden müssen, sind jedoch eine kleine Minderheit. Je höher das Gewicht und je nachlässiger die Ernährungsgewohnheiten, desto eher muß mit der Tabletteneinnahme begonnen werden, und desto größer ist das Risiko, bald Insulin spritzen zu müssen.

Körperliche Arbeit bzw. Sport senkt beim Diabetiker in der Regel den Blutzucker durch Verbrennung des Zuckers. Darüber hinaus hilft sie, das Körpergewicht im Normbereich zu halten und verringert auch das Risiko, Erkrankungen der großen Blutgefäße zu erleiden.

Die **Selbstkontrolle** versetzt den geschulten Patienten nicht nur in die Lage, seine Stoffwechsellage eigenständig zu beurteilen, sondern auch – innerhalb vorgegebener Grenzen – aktiv an der Behandlung seiner Erkrankung mitzuwirken.

3.2 Diät

Mit „Diät" verbindet sich meist die Vorstellung einer faden Krankenkost und einer Verbotsliste. In den letzten Jahren hat sich daher eher der Begriff „Diabeteskost" durchgesetzt. Diabeteskost ist eine *gesunde, vollwertige* Ernährung, die zur erfolgreichen Behandlung des Diabetes gehört.

Angepaßte Energiezufuhr

Viele Übergewichtige vermuten, daß sie unter einer Störung der Hormondrüsen leiden. Tatsächlich gibt es bestimmte Hormonstörungen, die ein Übergewicht verursachen können. Diese Störungen sind jedoch selten und meist von anderen typischen Krankheitszeichen begleitet, die den Arzt auf die richtige Diagnose hinweisen.
Eine weitere häufige Annahme ist, daß Übergewicht vererbt wird. Tatsächlich gibt es Hinweise dafür, daß Erbanlagen einen entscheidenden Einfluß auf das Körpergewicht ausüben. Erbanlagen sind jedoch nie der alleinige Grund für Übergewicht. Immer sind eine zu hohe Energiezufuhr und zu wenig körperliche Aktivität mitbeteiligt. Wenn Kinder übergewichtiger Eltern auch zu schwer sind, liegt das in der Regel nicht an der Vererbung, sondern daran, daß die Kinder die falschen Ernährungs- und Bewegungsgewohnheiten der Eltern übernommen haben.
Der Eindruck, daß es gute und schlechte Futterverwerter gibt, ist wissenschaftlich bisher weder bewiesen noch widerlegt. Es scheint so zu sein, daß einige Menschen bei einer Erhöhung der Energiezufuhr schnell zunehmen, bei anderen ändert sich das Körpergewicht nur langsam. Daraus folgt, daß die Empfehlungen, wieviel ein einzelner essen soll oder darf, nur grobe Richtwerte darstellen. Jeder muß selbst durch die Beobachtung seines Gewichts herausfinden, welche Energiezufuhr für ihn angemessen ist. Die Höhe der Energiezufuhr wird nicht mit Hilfe von Formeln oder Tabellen bestimmt, sondern mit der Waage.
Ausschlaggebend für das Körpergewicht ist das Verhältnis von Energiezufuhr zu Energieverbrauch. Wird mehr Energie aufgenommen als verbraucht, steigt das Gewicht. Entsprechen sich Zufuhr und Verbrauch, bleibt das Gewicht gleich. Übersteigt der Verbrauch die Zufuhr, nimmt man an Gewicht ab.

Der tägliche Nahrungs- oder Energiebedarf eines Erwachsenen läßt sich im Wesentlichen nach seiner Körpergröße und seiner körperlichen Tätigkeit *annähernd* berechnen und in Kalorien angeben.

Seit 1978 soll die Energie in kJ (Kilojoule) statt kcal (Kilokalorien) angegeben werden (1 kcal = 4,2 kJ). Da diese Einheit bis heute noch nicht so verbreitet ist, geben wir „kcal" an.

Das *Normalgewicht* ist für die Erzielung guter Blutzuckerwerte besonders wichtig. Es läßt sich wie folgt berechnen:

Körpergröße in cm minus 100 ≙ Normalgewicht

Beispiel: Körpergröße   170 cm
             Normalgewicht   70 kg

Manchmal ist es für eine gute Einstellung notwendig, das *Idealgewicht* zu erreichen.

Normalgewicht abzüglich 10% ≙ Idealgewicht

Beispiel: Normalgewicht   70 kg
             Idealgewicht   63 kg

Der *tägliche Energiebedarf* sollte unter Zugrundelegung des Normal- bzw. Idealgewichtes nach folgenden Richtlinien bemessen werden:

24   kcal/kg Körpergewicht bei Bettruhe
30–32 kcal/kg Körpergewicht bei leichter körperlicher Arbeit
              (Lehrer, Sekretärin)
36–40 kcal/kg Körpergewicht bei mittelschwerer körperlicher
              Arbeit (Schreiner, Landfrau)

Beispiel: Körpergröße   170 cm
             Normalgewicht   70 kg
             Energiebedarf   2200 kcal/Tag bei leichter körperlicher
                                            Tätigkeit.

Zeigt die Waage Übergewicht an, reduzieren Sie Ihre Nahrungsaufnahme um 800–1000 kcal, bis Sie das Normalgewicht erreicht haben. Im Kapitel 3.2 (Abschnitt „Kostpläne für 1 Woche", ab S. 64) finden Sie je 7 Tagespläne mit 1500/1200/1000 Kalorien und schmackhaften Rezeptvorschlägen.

Ausgewogene Ernährung

Die tägliche Kost soll abwechslungsreich und schmackhaft sein. Mit einer vielseitigen Kost, die Nahrungsmittel wie Getreideerzeugnisse, Kartoffeln, Gemüse, Obst, Fleisch, Fisch, Milch, Käse und Eier enthält, werden die energieliefernden Nährstoffe wie Eiweiß, Fett und Kohlenhydrate aufgenommen. Die lebenswichtigen Stoffe wie Vitamine, Mineralstoffe, Spurenelemente, Ballststoffe und Wasser liefern keine Energie.

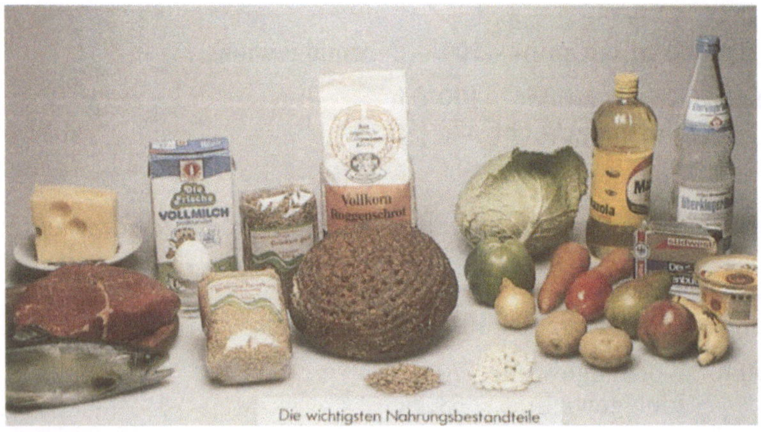

Abb. 6. Ausgewogene Ernährung: Die wichtigsten Nahrungsbestandteile einer gemischten Kost

Kohlenhydrate (KH)

sind mit Ausnahme der Milch nur in pflanzlichen Nahrungsmitteln enthalten. Etwa 45–50% des Energiebedarfs sollen durch Kohlenhydrate gedeckt werden. Kohlenhydrate haben folgende Aufgaben im Körper:

- Sie dienen in 1. Linie der Energielieferung (Muskel, Gehirn)
- Sie können als Glykogen in der Leber und Muskulatur gespeichert werden.

Wir unterscheiden:
- schnell resorbierbare (= in die Blutbahn übergehende) und
- langsam resorbierbare Kohlenhydrate

In der Diabeteskost sollen langsam resorbierbare Kohlenhydrate den Vorrang haben. Die meisten Kohlenhydrate bestehen aus Glukosebausteinen (Traubenzucker). Die Resorptionsgeschwindigkeit der Kohlen-

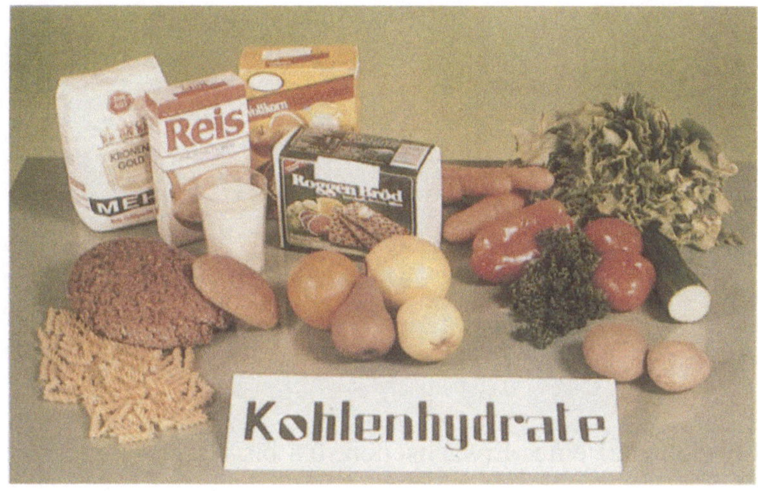

Abb. 7. Kohlenhydrathaltige Nahrungsmittel

hydrate ist abhängig von der Anzahl der Glukosebausteine. Nach Aufnahme von Traubenzucker steigt der Blutzucker sehr rasch an. Nach Aufnahme einer Scheibe Brot (Stärke, eine Vielzahl zusammenhängender Glukosebausteine) steigt der Blutzucker verzögert an. Die Stärke muß im Dünndarm durch die Verdauungssäfte zuerst in einzelne Zuckerbausteine abgebaut werden. Das Blutzuckerverhalten nach unterschiedlichen kohlenhydrathaltigen Nahrungsmitteln wird im Kap. 3.2 (Abschnitt „Die richtigen Kohlenhydrate", S. 42) besprochen.

Eiweiß

Eiweiß dient dem Körper als Baumaterial für Muskeln, Blut, Organe, Hormone, Verdauungssäfte (Enzyme).
Eiweiß kann nur in geringer Menge im Organismus gespeichert werden; deshalb ist Eiweiß in der Ernährung regelmäßig (täglich) notwendig!
Eiweiß besteht aus Aminosäuren, ein Teil dieser Aminosäuren ist lebensnotwendig (essentiell), d. h. diese Aminosäuren müssen mit der Nahrung zugeführt werden. Es gibt tierisches (Fleisch, Milch, Ei) und pflanzliches Eiweiß (Kartoffeln, Hülsenfürchte, Nüsse, Getreide).
Tierisches Eiweiß enthält mehr lebensnotwendige Aminosäuren als pflanzliches Eiweiß und ist dem körpereigenen Eiweiß sehr ähnlich. Man bezeichnet es als biologisch hochwertig.
Pflanzliches Eiweiß enthält weniger lebensnotwendige Aminosäuren; es kann aber durch kleine Mengen tierischen Eiweißes ergänzt werden und ist dann ebenso hochwertig.

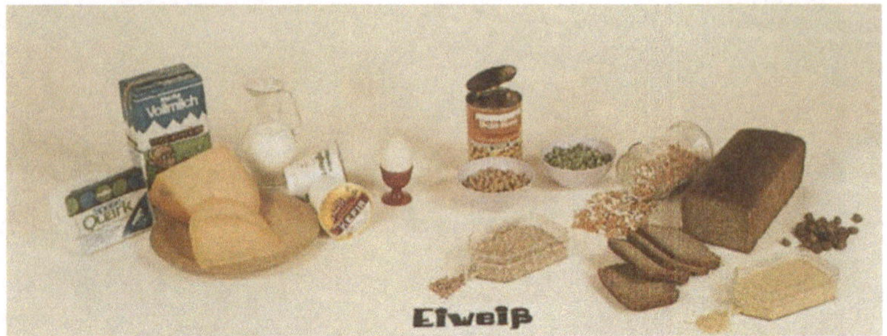

Abb. 8. Eiweißreiche Nahrungsmittel

Eiweißbedarf eines Erwachsenen: 0,8 bis 1 g/kg Körpergewicht/Tag

> Beispiel   Größe 170 cm
> 70 kg Normal- bzw.
> 63 kg Idealgewicht
> × 0,8 = 50 bis 60 g Eiweiß/Tag;
> davon sollte ca. die Hälfte aus tierischem Eiweiß
> bestehen

Fett

Fett hat im Körper verschiedene Aufgaben
Es dient als Energielieferant (1 g = 9 kcal/39 kJ),
liefert fettlösliche Vitamine (A, D, E),
ermöglicht die Resorption (Aufnahme) dieser Vitamine,
liefert z. T. mehrfach ungesättigte Fettsäuren wie Linolsäure
   (nur in pflanzlichen Fetten),
ist Geschmacksträger in der Nahrung,
trägt zur Sättigung der Kost bei,
verzögert die Resorption von Zucker in die Blutbahn.

Wir unterscheiden:

tierische Fette		pflanzliche Fette	
sichtbar	versteckt	sichtbar	versteckt
Schmalz	Wurst	Öle	Nüsse
Speck	Fleisch, Fisch	Margarine	Schokolade
Butter	Ei		
Sahne	Käse		
	Milch		

Tierische und pflanzliche Fette haben denselben Energiegehalt!

> **Wichtig zu wissen:** Cholesterin ist in tierischen Fetten und Nahrungsmitteln enthalten. Zuviel Cholesterin in der Kost begünstigt die Entstehung der Arteriosklerose.

Deshalb sollten tierische Fette und cholesterinreiche Nahrungsmittel eingeschränkt werden. Eier haben z. B. einen hohen Cholesteringehalt (1 Ei = 300 mg Cholesterin), deshalb sind 2–3 Eier/Woche ausreichend!).

Linolsäure ist in pflanzlichen Fetten enthalten und wirkt regulierend im Fettstoffwechsel. Also: Linolsäurereiche Öle verwenden wie Sonnenblumen-, Maiskeim-, Distelöl und Margarinesorten mit hohem Anteil an Linolsäure (wie **Sonnenblumenmargarine®**, **Deli reform®**, **Eden spezial®**, **becel®** u. ä.).

Wieviel Fett sollte man täglich essen?

Etwa 30–35% des Energiebedarfs sollte man in Form von Fett zu sich nehmen.

Beispiel: 1500 kcal/Tag
davon 35% Fett = 525 kcal
1 g Fett =   9 kcal, also:
525 kcal : 9 =   60 g Fett/Tag

● Faustregel für das Einteilen der täglichen Fettmenge:
– 1/3 als Streichfett
– 1/3 als Kochfett
– 1/3 als verstecktes Fett in Nahrungsmitteln

Beispiel: 60 g Fett/Tag = 20 g Streichfett
20 g Kochfett
20 g verstecktes Fett

Regelmäßig zuviel aufgenommenes Fett wird als Fett gespeichert, dies fördert die Entstehung von Übergewicht und verschlechtert damit die Stoffwechsellage.

Butter oder Margarine aufs Brot?
Solange Sie zum Kochen hochwertige Öle verwenden und fettarme Nahrungsmittel wählen, können Sie mit Butter und Margarine abwechseln. Wichtig ist, daß Sie s p a r s a m streichen!

Vollwertkost

Vollwertkost ist eine Ernährungsform, die den wesentlichen Satz Werner Kollath's berücksichtigt: „Laßt unsere Nahrung so natürlich wie möglich".

In dieser Kost haben einen hohen Stellenwert:
- Getreide und Getreideprodukte aus Vollkorn (Vollkornmehl, Vollkornschrot, Vollkornbrot)
- Nüsse
- Salate, Rohkost
- gedünstetes Gemüse
- Obst

Weiter gelten folgende Richtlinien:
- Tierische eiweißreiche Nahrungsmittel wie Vollmilch, Buttermilch, Joghurt und Käse können regelmäßig verzehrt werden.
- Fleisch, Wurst, Fisch, Geflügel und Eier sind gelegentlich „als Beilage" erlaubt.
- Naturbelassene Fette wie Butter und kaltgepreßte Öle sollten in Maßen verwendet werden.
- Besonderen Wert wird auf die schonende Zubereitung der Mahlzeiten gelegt, d. h. „roh essen, was roh verzehrbar ist; erhitze nur, was erhitzt werden muß".

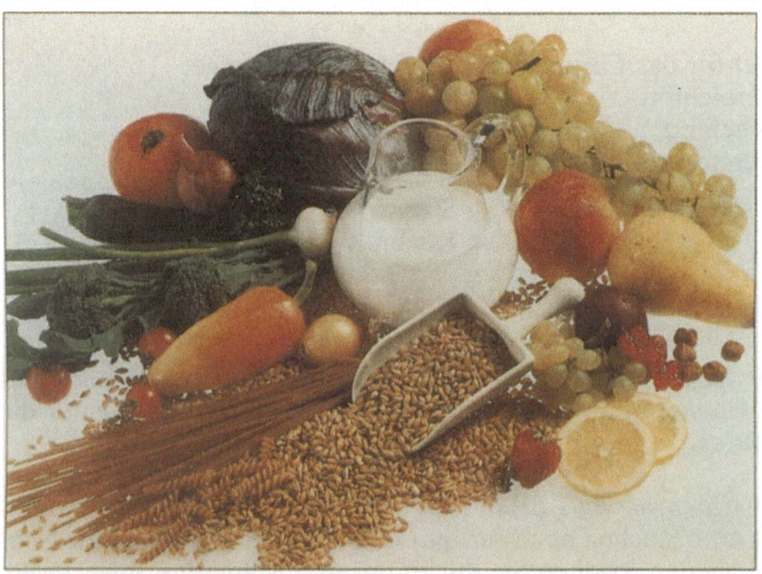

Abb. 9. Vollwert-Küche

Nahrungsmittel, die zu meiden sind: Isolierte Nahrungsmittel, wie der Haushaltszucker und damit hergestellte Nahrungsmittel wie Marmelade, Limonade, Kuchen, Süßigkeiten, Weißmehl, Weißbrot, geschälter Reis u. ä., und die Genußmittel Kaffee und Alkohol.

Die Vollwertkost ist also durchaus für Diabetiker geeignet! Sie ist ballaststoffreich und enthält langsam resorbierbare Kohlenhydrate. Sie enthält keinen Zucker und ist cholesterinarm. Für süße Gerichte darf allerdings kein Honig verwendet werden, sondern Zuckeraustausch- oder Süßstoffe.

Zu beachten ist, daß auch in der Vollwertkost die kohlenhydrathaltigen Nahrungsmittel abgewogen und auf 6 Mahlzeiten verteilt werden sollen.

Reduktionskost

Vorbemerkungen

Für die überwiegende Zahl der Patienten mit Diabetes mellitus Typ II ist eine energiereduzierte Kost – die *Reduktionskost* – die wichtigste Maßnahme in der Behandlung.
Sie erhalten von Ihrem behandelnden Arzt eine Energieverordnung, z. B. *1500 kcal* (6300 kJ) oder *1200 kcal* (5040 kJ) oder *1000 kcal* (4200 kJ). Im Kapitel 3.2 (Abschnitt „Kostpläne für 1 Woche", ab S. 64) finden Sie je einen *Standardplan,* aus dem Sie die entsprechenden *Nahrungsmittelmengen* ersehen können, und auf den folgenden Seiten *7 verschiedene Tagespläne zu jeder Kalorienangabe.* Mit Hilfe einer Nährwerttabelle (Kalorientabelle)* können Sie weitere Nahrungsmittel austauschen. Vollwertige Kost zur Gewichtsreduktion kann für die ganze Familie zubereitet werden. Dabei sind dann nur entsprechend größere bzw. mehr Portionen zu kalkulieren.
Da letztlich allein das Verhältnis von Energiezufuhr zu Energieverbrauch über Gewichtszu- oder -abnahme entscheidet, können nur solche Verfahren Erfolg haben, die wirklich die Energiebilanz verändern. Es gibt keine „Wundermittel", die das Gewicht verringern, ohne die Energiezufuhr zu reduzieren.

---

* Im Buchhandel erhältliche Kalorientabellen (siehe Kap. 4.2.2):
„Kleine Nährwert-Tabelle der DGE" (Deutsche Gesellschaft für Ernährung)
„Kalorien mundgerecht" (s. S. 121)
„Die große Nährwerttabelle" von Prof. Elmadfa/Prof. Cremer (s. auch Kap. 4.2, „Informationsquellen", S. 121).

Vermehrte körperliche Aktivität ist die einzige Möglichkeit, den Energieverbrauch zu erhöhen. Geistige Arbeit hat leider keinen wesentlichen Einfluß auf den Energieumsatz. Saunabesuche und Massagen erzeugen ebenfalls keine wesentliche Steigerung des Energieverbrauchs, auch wenn sie als anstrengend empfunden werden.

Wenn ein ausgeprägtes Übergewicht besteht, sollte eine Gewichtsreduktion in mehreren Etappen geplant werden. Es hat sich bewährt, zunächst ein realistisches Zwischenziel anzustreben, z. B. 10 bis 12 kg unterhalb des aktuellen Gewichtes, dann dort für eine bestimmte Zeit zu „pausieren", um anschließend mit der Gewichtsabnahme bis zum Normalgewicht fortzufahren. Dabei dauert es zwar etwas länger, bis das endgültige Gewicht erreicht ist, das Risiko eines „Einbruchs" ist aber geringer.

Schnelles Abnehmen und Halten des Gewichts

Viele Übergewichtige setzen große Hoffnungen in spezielle Diäten, die das Gewicht besonders schnell verringern sollten. Bisher fehlt der Beweis dafür, daß eine besondere Zusammensetzung der Diät die Gewichtsabnahme beschleunigen kann. Entscheidend ist letztlich der Energiegehalt, weniger die Frage, ob die Kalorien überwiegend in Form von Fett oder in Form von Kohlenhydraten zugeführt werden.

Bei der Entscheidung für eine bestimmte Diät sollte nicht die Hoffnung Ausschlag geben, in möglichst kurzer Zeit besonders viel abzunehmen. Es sollten vielmehr praktische Gesichtspunkte berücksichtigt werden, wie z. B., welche Diät zu Hause oder am Arbeitsplatz leichter eingehalten werden kann oder die Möglichkeit, sich einer Gruppe anzuschließen, in der diese Diät gemeinsam praktiziert wird. Nach unseren Erfahrungen bringen Spezialdiäten für die Mehrheit der Übergewichtigen keine wesentlichen Vorteile.

Schwieriger als die Gewichtsabnahme selbst ist es meistens, das erreichte niedrige Gewicht auch auf lange Sicht zu halten. Die Stabilisierung des Gewichts scheint nach einer speziellen Diät oder gar Radikalkur schwieriger zu sein als nach einer Gewichtsabnahme durch eine ausgewogene gemischte Kost. Erfahrungsgemäß führt eine gemischte Kost mit einem verminderten Energiegehalt, z. B. *1000 kcal,* zu einer langsamen, aber stetigen Gewichtsabnahme. Das dann erreichte Gewicht wird leichter gehalten, der Langzeiterfolg ist besser als mit speziellen Diäten.

Kostumstellungen zur Gewichtsabnahme sollten möglichst lange aufrecht erhalten werden. Diätkuren über wenige Tage bringen wenig Erfolg, da sie vor allem den Wassergehalt des Körpers verringern, kaum aber die Körpersubstanz. Während der ersten Tage einer eingeschränkten Kalorienzufuhr können mehrere Kilogramm Wasser ausgeschwemmt werden. Wird die Energiezufuhr dann wieder erhöht, steigt auch der Wassergehalt des Körpers wieder an. Rasche Gewichtsabnahme während der ersten Tage einer Diät sind deshalb nur Scheinerfolge. Eine wesentliche Verringerung des Fettgewebes tritt erst im weiteren Verlauf der Diät ein.

Zusammenstellung der Reduktionskost

Wichtig ist die Zusammenstellung Ihrer Reduktionskost. Sie brauchen nicht zu hungern, wenn Sie die richtigen Dinge auswählen und einige Tips beachten.

Essen Sie regelmäßig kleinere Mahlzeiten! Dadurch vermeiden Sie das Aufkommen von Heißhunger, und außerdem wird die Magen- und Darmtätigkeit nicht so sehr belastet. Nach einer Zeit der Gewöhnung fühlen Sie sich nach kleineren Mahlzeiten viel wohler.

Im Mittelpunkt der Reduktionskost stehen die *ballaststoffreichen Nahrungsmittel*. Sie sind vitamin- und mineralstoffreich. Ballaststoffreiche Nahrungsmittel müssen gut gekaut werden; somit essen Sie langsamer und können das Sättigungsgefühl wahrnehmen.

Bevorzugen Sie Vollkornerzeugnisse, z. B. Vollkornbrote. Davon gibt es eine große Auswahl (Leinsamen-, Roggenvollkorn-, Weizenvollkornbrot). Brot macht nicht dick! Energiereicher sind das Fett und der meist zu reichliche Belag.

Bringen Sie Abwechslung in Ihr Frühstück oder Abendessen durch Getreideflocken, z. B. Vollkornhafer-, -weizen-, -roggen-, -gersteflocken (einzeln oder als Getreidemischung). Mit Obst, Milch oder Joghurt ergeben sie vollwertige, sättigende Mahlzeiten, die sich auch als Büromahlzeit eignen. Bei Reis und Nudeln sollten Sie genau wie beim Brot Vollkornerzeugnise bevorzugen.

Kartoffeln dürfen regelmäßig gegessen werden. Sie sättigen gut, liefern Ballaststoffe, Mineralstoffe und Eiweiß. Sie sind keine „Dickmacher", wenn Sie die richtige Zubereitungsart wählen. Als Pellkartoffeln oder mit sehr wenig Salz gekocht, sind sie geeignete Beilagen. Kartoffeln schmecken köstlich, wenn sie in Scheiben geschnitten, mit Paprika, Pfeffer und einer Prise Kräutersalz gewürzt, im Backofen gebacken werden.

Schlemmen dürfen Sie bei Salaten und Gemüsen. Sie liefern Ballaststoffe, sind vitamin- und mineralstoffreich, jedoch energiearm. Wählen Sie je nach Jahreszeit, so vielseitig wie möglich. Gemüse und Salate brauchen Sie nicht ängstlich auf die Waage zu legen, sie dürfen reichlich gegessen werden. Achten Sie aber bei der Zubereitung darauf, daß Sie Öl oder Margarine sparsam verwenden.

Durch regelmäßigen Verzehr von Vollkornerzeugnissen, Obst, Gemüse und Salaten werden Sie nicht nur mit wertvollen Kohlenhydraten, Vitaminen und Mineralstoffen versorgt; der hohe Ballaststoffanteil sorgt

auch für eine gute Verdauung. *Bitte beachten Sie: Ballaststoffe brauchen viel Wasser zum Quellen. Bei Ballaststoffzufuhr muß reichlich Flüssigkeit getrunken werden, mindestens 1,5 bis 2 l am Tag!*
In Ihrem Kostplan sollten täglich ein bis zwei Stück Obst enthalten sein, denn Obst deckt vor allem den Vitamin C-Bedarf.
Nahrungsmittel wie Fleisch, Wurst, Fisch, Eier, Milch und Käse enthalten wertvolles *Eiweiß,* wichtige Mineralstoffe und Vitamine. So ist im Fleisch Eisen enthalten, und Seefisch versorgt uns mit lebenswichtigem Jod. Essen Sie regelmäßig 1- bis 2mal pro Woche ein Fischgericht. Wählen Sie auch täglich ein Milchprodukt, z. B. Milch, Joghurt, Dickmilch und Käse. Dadurch wird Ihr Kalziumbedarf gedeckt. Kalzium ist wichtig zum Aufbau von Knochen und Zähnen. Bevorzugen Sie *fettarme* Milchprodukte.
Die genannten tierischen Nahrungsmittel enthalten aber unterschiedlich viel Fett und Cholesterin. Ein Zuviel an Fett und Cholesterin vermeiden Sie, wenn Sie *fettarme* Fleischstücke, *fettarme* Wurst und Fleischaufschnitt, wie Geflügelwurst, Bierschinken, Corned Beef, *fettarmen* Schinken etc. einkaufen.
Eier sind sehr cholesterinreich; deshalb sollten Menschen mit erhöhten Blutfetten den Verzehr von Eiern besonders einschränken. Drei bis vier Eier in der Woche sind im allgemeinen ausreichend (z. B. 1 als Frühstücksei und 2 für Aufläufe, Nudeln oder Klöße).
Zu einer vollwertigen Reduktionskost gehören auch *Fette und Öle.* Sie sind jedoch sehr energiereich (10 g Öl = 2 TL = 380 kJ = 90 kcal). Sie ernähren sich fettarm, wenn Sie fettarme Nahrungsmittel wählen und Margarine, Butter oder Öl mit Teelöffel und Messerspitze dosieren.
Wichtig ist nicht nur die tägliche Fettmenge, sondern auch die Auswahl der Fette, insbesondere der Kochfette. Wählen Sie linolsäurereiche Pflanzenfette aus, wie Sonnenblumen-, Maiskeim- und Distelöl sowie linolsäurereiche Margarinesorten, wie z. B. **Becel**®, **Eden vollwert**®, **Vitaquell extra**®, **Sonnenblumenmargarine**®, **Deli reform**® u. a.
„Essen *und* Trinken hält Leib und Seele zusammen" – so ein altes Sprichwort. *Flüssigkeit ist lebensnotwendig,* insbesondere beim Abnehmen. Sie sollten täglich reichlich trinken, mindestens aber 1,5 bis 2 Liter. Trinken Sie bevorzugt energiefreie Getränke wie Mineralwasser, ungezuckerten Kaffee, schwarzen Tee, Kräuter- oder Früchtetees. Energiearme Getränke sind Gemüsesäfte, Buttermilch, Obstsaft-Schorle. Auf alkoholische Getränke sollten Sie vorerst verzichten, denn alkoholische Getränke sind sehr energiereich und stimulieren das Hungergefühl.

Küchentechnische Ratschläge

Verwenden Sie für die Zubereitung von Suppen Gemüsebrühe oder entfettete Fleischbrühe (bei erkalteter Fleischbrühe kann das Fett leicht abgenommen werden). Auch Fertigerzeugnisse wie klare Gemüsebrühe von **Cenovis®**, **Vitam®**, **Egle®** (Reformhaus) oder gekörnte Brühe **Knorr®**, **Maggi,®** u. a. dürfen verwendet werden.

Vermeiden Sie Mehlschwitze für Suppen und Soßen. Eine sämige Beschaffenheit erreichen Sie durch mitgegartes Gemüse (Zwiebeln, Möhren, Tomaten, Pilze), das Sie evtl. passieren, durch Zugaben von Tomatenmark oder Hefeflocken (Reformhaus) oder durch die Zugabe von kalorienfreien Bindemitteln, wie **Nestargel®**, **Biobin®** und **Alevita Diät-Bindefix®** (Reformhaus, Apotheke, Drogerie). Dünsten Sie Gemüse mit 1 TL Öl oder 1 Messerspitze Margarine, vermeiden Sie aber Mehlschwitzen.

Als Einlage für Suppen sind Gemüsestückchen (Blumenkohlröschen, Tomatenwürfel, Erbsen, Lauch, gemischtes Suppengemüse), gehackte Kräuter, in Würfel geschnittenes mageres Fleisch oder Ei geeignet.

Panierte Gerichte enthalten viel Fett, sie sind somit energiereich. Vermeiden Sie also das Panieren von Fleisch und Fisch. Auch mit wenig Fett können Sie Ihre Mahlzeiten schmackhaft zubereiten. Geeignete Garmethoden sind z. B. Grillen, in Folie Garen (hitzebeständige Spezialfolie z. B. **Kalle 2000®**, **Melitta Bratbeutel®**, u. a.), im Backofen Schmoren oder die Zubereitung im Römertopf. Fleischgerichte wie Gulasch oder Schnitzel lassen sich sehr gut mit wenig Fett (1 Messerspitze pro Portion) zubereiten.

Nehmen Sie sich etwas mehr Zeit zum Würzen, denn auf *Gewürze* brauchen Sie bei der Zubereitung Ihrer Reduktionskost/Diabeteskost nicht zu verzichten. Küchenkräuter wie Schnittlauch, Petersilie, Dill, Kerbel (frisch oder tiefgekühlt) dürfen beliebig verwendet werden, ebenso Gewürze wie Curry, Paprika, Pfeffer, Majoran u. v. a. Für das Salz gilt: „Je weniger, desto gesünder". Salz bindet Wasser im Körper, fördert den Bluthochdruck und verhindert unter Umständen die gewünschte Gewichtsabnahme.

Stellen Sie Süßspeisen mit Gelatine oder Agar-Agar her und süßen Sie sparsam mit Süßstoff. Ansonsten sind Obst oder Milchprodukte ein geeigneter Nachtisch.

Einige Tips zum Ernährungsverhalten

Nehmen Sie sich Zeit für die Zubereitung Ihrer Mahlzeiten. Essen Sie regelmäßig, aber essen Sie nur zu Ihren festgesetzten Zeiten. Genießen Sie Ihre Mahlzeiten, essen Sie bewußt langsam und vermeiden Sie Nebentätigkeiten während der Mahlzeit (z. B. Fernsehen, Lesen).

Mehrere kleinere Mahlzeiten sind immer besser als eine große. Nehmen Sie für die kleineren Portionen auch kleinere Teller. Räumen Sie nach jeder Mahlzeit die Essensreste sorgfältig weg. Lassen Sie keine Nahrungsmittel oder Getränke erreichbar herumstehen, damit Sie nicht in Versuchung kommen, zu naschen.

Bei großem Hungergefühl essen Sie vor der Hauptmahlzeit Salate oder noch besser eine Rohkost, wie „Möhren-Sellerie-Apfel-Rohkost". Rohkost kann nicht so schnell „verschlungen" werden, darum essen Sie langsamer und bremsen so den „großen Hunger". Flüssigkeiten, wie z. B. eine Suppe – vorzugsweise klare Bouillon mit Gemüse – oder eine Tasse Tee, haben denselben Effekt.

Am Anfang der Gewichtsreduktion kann es vorkommen, daß Sie nach einer kleinen Mahlzeit „nicht richtig satt" sind. Essen Sie trotzdem nicht mehr. Nach 20 bis 30 Minuten wird sich das Sättigungsgefühl einstellen. Wenn's in den ersten Tagen nicht klappt, bedenken Sie: „Übung macht den Meister"!

Achten Sie auf ausreichende körperliche Bewegung (s. auch Kap. 3.4). Meiden Sie Rolltreppen und Aufzüge. Fahren Sie, so oft es geht, Fahrrad. Schwimmen Sie regelmäßig ein- bis zweimal in der Woche. Machen Sie regelmäßig in der Mittagspause oder am Abend einen Spaziergang. Suchen Sie sich eine Gymnastikgruppe.

Diabeteskost

Eine gute Stoffwechseleinstellung bzw. gute Blutzuckerwerte sind Voraussetzung für Ihr eigenes Wohlbefinden und die Vermeidung von Spätkomplikationen. Um dieses Ziel zu erreichen, stellt die Diabeteskost die Grundlage der Behandlung dar. Diät heißt nicht, auf alles verzichten zu müssen, sondern:

Diabeteskost ist Normalkost mit leichter Einschränkung:

Folgende Punkte müssen in jedem Fall beachtet werden:

- angepaßte Energiezufuhr (siehe auch Kap. 3.2, S. 30)
- Verteilung der Energiezufuhr auf 6 Mahlzeiten
- Meiden von Zucker und zuckerhaltigen Nahrungsmitteln
- ausgewogene Ernährung

Die richtigen Kohlenhydrate

Zucker und zuckerhaltige Nahrungsmittel sind zu meiden.

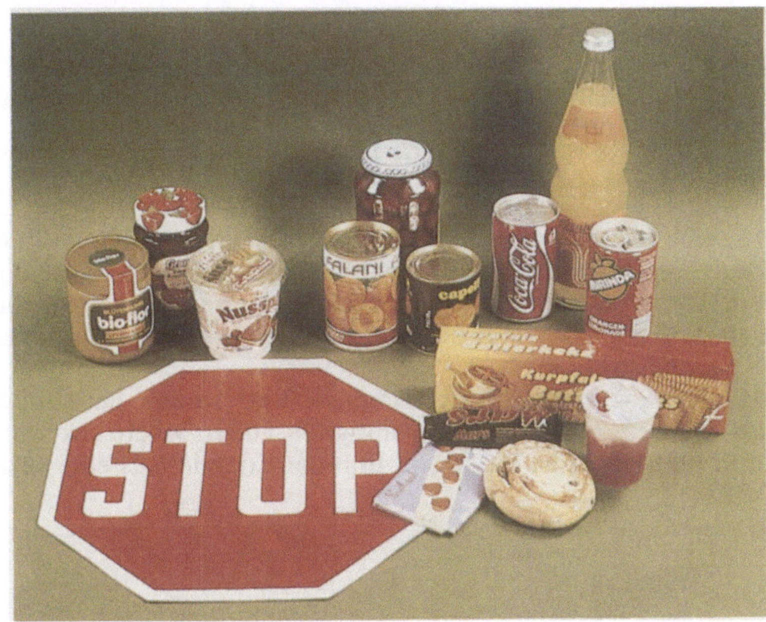

Abb. 10. Für Diabetiker nicht geeignete Nahrungsmittel

Nach der Aufnahme von:

- Traubenzucker = Glukose
- Rohr- und Rübenzucker = Saccharose
- Malzzucker = Maltose
steigt der Blutzucker steil an.

Für die Zuckerverwertung ist Insulin erforderlich. Insulin wird beim Typ-II-Diabetiker verzögert aus der Bauchspeicheldrüse freigesetzt und kann daher einen steilen Blutzuckeranstieg nicht abfangen. Um Blutzuckerspitzen zu vermeiden, sind folgende Nahrungsmittel *verboten:*

- Haushaltszucker
- Traubenzucker
- Malzzucker

sowie damit hergestellte Nahrungsmittel wie:

- Honig, Marmelade
- Limonaden
- Kuchen, Kleingebäck
- Schokolade, Bonbons, Süßigkeiten, Eis, etc.

Ausnahme: Bei drohender Hypoglykämie (Unterzuckerung) sind die genannten Nahrungsmittel erlaubt. Sie führen zu einem schnellen Wiederanstieg des Blutzuckers. Merke also: Traubenzucker oder Würfelzucker für Notfälle immer bei sich tragen.

Es gibt jedoch auch schnell resorbierbare, *erlaubte* Kohlenhydrate. **Fruchtzucker** gelangt insulinunabhängig in die Leber, wird dort in Traubenzucker umgebaut und benötigt erst dann Insulin, um in die Zellen zu gelangen. Deshalb ist Fruchtzucker erlaubt, muß aber als Kohlenhydrate berechnet werden.
Milchzucker wird mit Milch, Joghurt, Buttermilch, Sauermilch u. ä. aufgenommen. Milchprodukte enthalten außer Milchzucker auch Eiweiß und Fett, daher ist die Resorption der Energiebausteine verzögert. Der

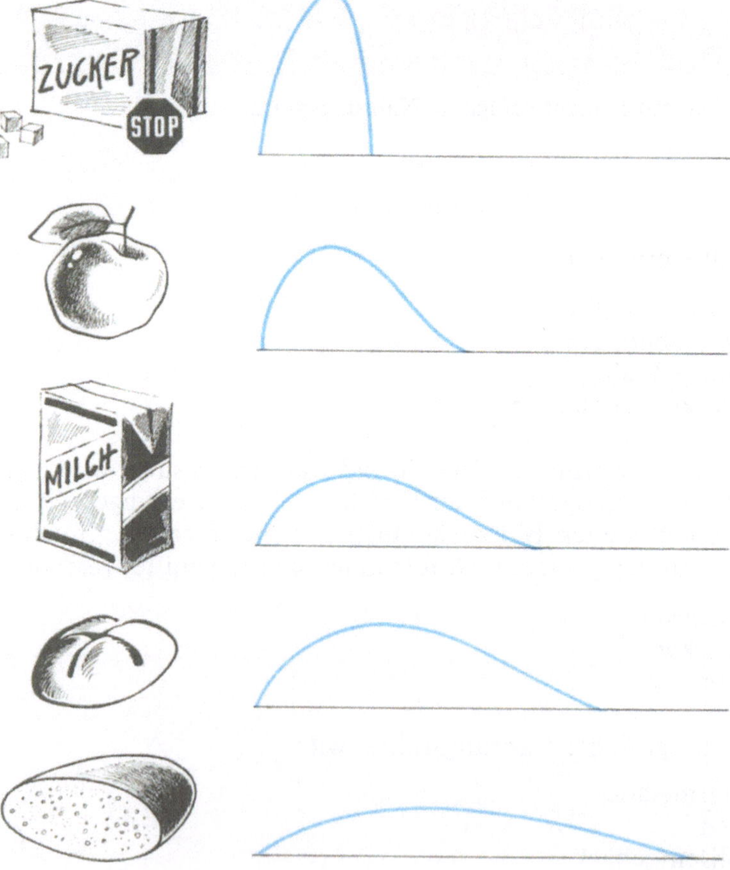

Abb. 11. Blutzuckerverhalten nach Aufnahme verschiedener Nahrungsmittel

Kohlenhydrat-Gehalt von Milch und o. g. Sauermilcherzeugnissen muß berechnet werden. Käse und Quark dagegen enthalten, durch ihr Herstellungsverfahren bedingt, kaum Milchzucker; der Kohlenhydrat-Gehalt muß nicht berücksichtigt werden.

Langsam resorbierbare Kohlenhydrate sind als Stärke gespeichert. **Stärke** ist enthalten in:
- Getreideerzeugnissen wie Mehl, Grieß, Teigwaren, Brot, Knäckebrot, Haferflocken, Reis
- Kartoffeln
- Hülsenfrüchten
- einzelnen Gemüsesorten wie grüne Erbsen, Mais, Schwarzwurzeln u. a.

Kohlenhydrat-Gehalt einiger Nahrungsmittel*

100 Gramm	g KH	
Fruchtzucker/Sorbit	100	
Diät-Marmelade	45	
Milch, Buttermilch, Joghurt	5	
Vollkornbrot i. D.	45	
Weißbrot	50	
Haferflocken	66	
Kartoffeln	16	
Birne, Apfel, Orange	12	
Erdbeeren, Himbeeren	8	
Grüne Erbsen	12	(anzurechnen)**
Pilze, Tomaten, Gurken	4	(nicht anzurechnen)

Kohlenhydrathaltige Nahrungsmittel können nach Gramm KH oder nach BE (Broteinheit oder Berechnungseinheit) berechnet werden.

1 BE = 12 g KH, sie sind enthalten in z. B.:

      25 g Brot
      80 g Kartoffel
    100 g Apfel
  240 ml Milch

---

* Angaben orientieren sich an: Elmadfa et al. „Die große Nährwerttabelle 1988/89" Gräfe u. Unzer Verlag

** Da in der Diabeteskost ja jede Mahlzeit eine bestimmte (ärztlich verordnete) Menge an Kohlenhydrate enthält, können Sie diese kohlenhydrathaltigen Lebensmittel auch gegeneinander austauschen.

Nahrungsmittel zu schätzen ist unzuverlässig! Sie sollten zu Anfang alles sorgfältig wiegen und später regelmäßig kontrollieren, damit gewinnen Sie Sicherheit beim Zusammenstellen der Nahrungsmittel zu Hause, bei Festlichkeiten, in der Gaststätte.

Die Kohlenhydrate sollten auf die einzelnen Mahlzeiten verteilt werden.

Faustregel:

● Zu den Mahlzeiten doppelt so viel wie zu den Zwischenmahlzeiten
● Mindestens 2/3 der Kohlenhydrate in Form von langsam resorbierbaren Kohlenhydraten, vor allem zu den Hauptmahlzeiten und zur Spätmahlzeit.

Kohlenhydrate können auch untereinander ausgetauscht werden. Dabei ist jedoch zu berücksichtigen, daß schnell wirksame Kohlenhydrate mit anderen schnell wirksamen und langsam wirksame Kohlenhydrate mit anderen langsam wirksamen Kohlenhydraten getauscht werden sollten.

Beispiel:
Zum Frühstück 36 g KH (3 BE)   =   75 g Brot
                              oder   50 g Brot
                                + 100 g Apfel
                              oder 150 g Joghurt
                                +   10 g Diätmarmelade
                                +   35 g Haferflocken

Ballaststoffe

Ballaststoffe sind für den Menschen unverdaulich; sie werden mit dem Stuhl ausgeschieden. Sie sind Bestandteil von stärkehaltigen Nahrungsmitteln. Ballaststoffreich sind:

- Vollkornmehl, Vollkornteigwaren, Vollkorngebäck
- Vollkornbrot
- grobe Haferflocken
- Vollkornreis
- Hülsenfrüchte
- Gemüse wie Krautsorten, Lauch, Paprika, Bohnen, Karotten
- Blatt- und Rohkostsalate

Schränken Sie also den Verzehr von Weißmehlprodukten (Weiß- und Mischbrot, Brötchen, Kekse, Nudeln ...) ein; verzehren Sie stattdessen vermehrt ballaststoffreiche Vollkornprodukte. Reichern Sie Ihr Essen (Joghurt, Quark, Suppen, Haekfleischklößchen ...) vielleicht auch noch zusätzlich mit Weizenkleie an (3 bis 6 Eßlöffel pro Tag).

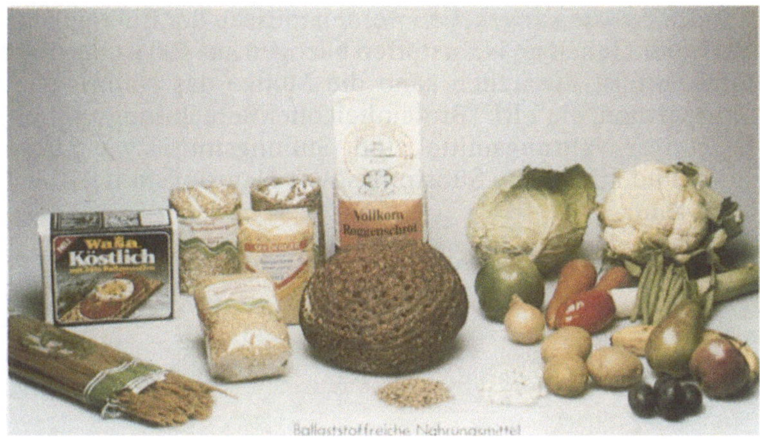

Abb. 12. Ballaststoffreiche Nahrungsmittel

Bitte beachten Sie: Ballaststoffe benötigen Wasser zum Quellen! Bei hoher Ballaststoffzufuhr – vor allem bei zusätzlichem Kleieverzehr – muß reichlich Flüssigkeit (mindestens 1,5 bis 2 Liter pro Tag) getrunken werden!

Nutzen einer ballaststoffreichen Ernährung:
- verzögerter Blutzuckeranstieg
- Senkung der Blutfette
- gute Sättigung
- teilweise niedriger Energiehaushalt (Gemüse)
- reguliert den Stuhlgang

Fazit: Deshalb sollte man reichlich Salate, Gemüse und Vollkornprodukte verzehren.

Diätetische Nahrungsmittel

Diätetische Nahrungsmittel unterliegen bezüglich Herstellung, Zusammensetzung und Kennzeichnung bestimmten gesetzlichen Vorschriften. Laut Diätverordnung müssen sie einem besonderen Ernährungszweck dienen, d. h. sie müssen geeignet sein für die Ernährung bei Bluthochdruck, Diabetes mellitus, etc. Deshalb sollen Diabetiker besonders auf die Aufschrift „zur besonderen Ernährung bei Diabetes mellitus im Rahmen eines Diätplanes" achten.

Auf der Packung angegeben werden müssen der Energiegehalt in kJ/kcal sowie der Gehalt an Nährstoffen bezogen auf 100 g oder 100 ml des Nahrungsmittels. Zusätzlich kann die Menge des Nahrungsmittels aufgeführt werden, die 1 BE (Broteinheit oder Berechnungseinheit) entspricht. Diabetiker-Nahrungsmittel sind: Süßungsmittel wie Zuckeraustauschstoffe und künstliche Süßstoffe sowie Nahrungsmittel, die damit hergestellt sind.

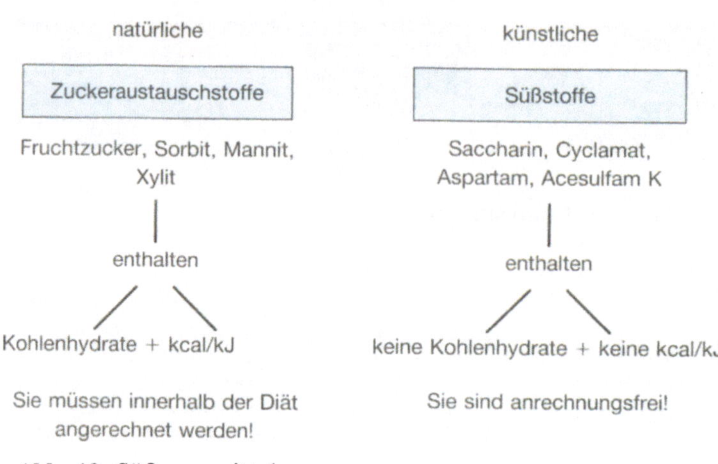

Abb. 13. Süßungsmittel

Die Diabetiker-Nahrungsmittel kann man in 3 Gruppen einteilen:
① Nüzliche Diabetiker-Nahrungsmittel
② Bedingt nützliche Diabetiker-Nahrungsmittel
③ Nicht notwendige Diabetiker-Nahrungsmittel

① Nützliche Diabetiker-Nahrungsmittel: Zuckeraustauschstoffe, Süßstoffe, Diabetikermarmeladen, Diabetikerkompotte, Diabetiker-Säfte, Diabetiker-Limonaden; der Kohlenhydratgehalt muß berücksichtigt werden.

② Bedingt nützliche Diabetiker-Nahrungsmittel: Diabetiker-Gebäck, Diabetiker-Pralinen, Diabetiker-Schokolade, Diabetiker-Puddingpulver. Der Energiegehalt dieser Nahrungsmittel ist sehr hoch, der Sättigungswert niedrig. Vor allem für *übergewichtige* Diabetiker sind diese Nahrungsmittel ungeeignet.

> Zum Vergleich: 1 BE Apfel   = 100 g = 50 kcal
> 1 BE Kekse   = 20 g = 75 kcal
> 1 BE Schokolade   = 30 g = 170 kcal

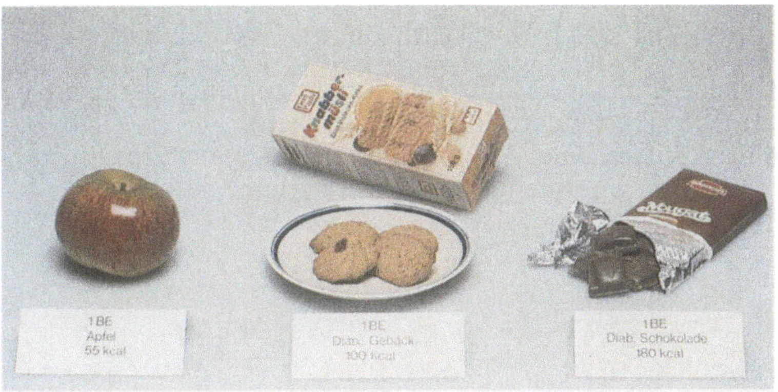

Abb. 14. BE-gleiche Nahrungsmittel – unterschiedlicher Energiegehalt

③ Nicht notwendige Diabetiker-Nahrungsmittel: Diabetiker-Brot, Diabetiker-Mehl, Diabetiker-Nudeln. Diese Nahrungsmittel haben zwar einen leicht verminderten Kohlenhydratgehalt, ihr Preis ist allerdings völlig überhöht, verglichen mit normalen Nahrungsmitteln. Stattdessen können normales Brot, Mehl und Nudeln in der Diabeteskost verwendet werden. Günstiger als helles Brot, Mehl und Nudeln wäre die Verwendung von Vollkornprodukten. Diese haben einen geringeren Kohlenhydratgehalt, werden langsamer resorbiert und wirken sich somit günstiger auf den Blutzuckerverlauf aus.

Im Handel sind heute eine Vielzahl verschiedener Zuckeraustausch-, Süßstoff- und Mischpräparate erhältlich, die in Tabletten-, flüssiger und Pulverform angeboten werden. Achten Sie auch hier immer auf die deklarierten Nährwertangaben: Süßstoffe haben keine Kohlenhydrate (BE) und keine Energie, *während reine Zuckeraustauschstoffe voll als BE und als Kalorien angerechnet werden müssen.* Dementsprechend haben Mischpräparate, z. B. aus Sorbit und Süßstoff, einen reduzierten Kohlenhydrat- und Energiegehalt bei gleich hoher Süßkraft im Vergleich zu Sorbit.

Hinweise:

- Größere Mengen Sorbit können bei manchen Patienten Durchfälle verursachen.
- alle Süßstoffe sind toxikologisch geprüft und – in mäßigen Mengen verzehrt – gesundheitsunschädlich.
- Übertreiben Sie trotzdem den täglichen Süßstoffkonsum nicht!

Verteilung der Energiezufuhr auf 6 Mahlzeiten

- kleinere häufige Mahlzeiten führen zu einem geringeren Blutzuckeranstieg (verhindern Blutzuckerspitzen).
- das körpereigene, durch Tabletten freigesetzte Insulin kann die geringere Nahrungsmenge besser verwerten.

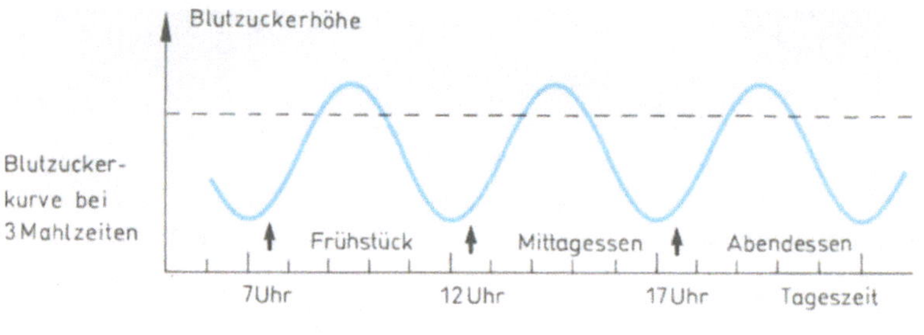

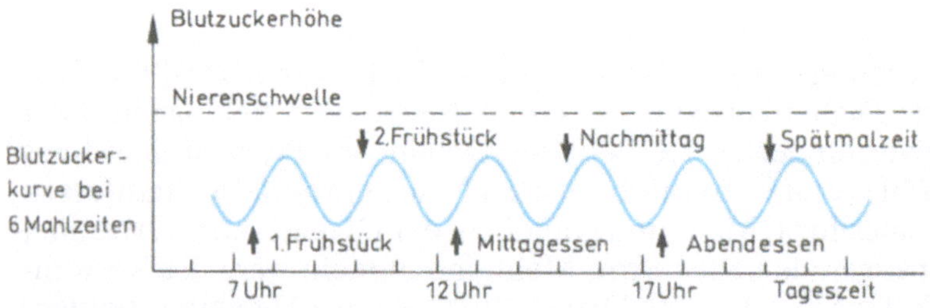

Abb. 15. Blutzuckerkurve bei 3 bzw. 6 Mahlzeiten

> **Falsch ist:** „Essen, wann und wieviel ich will."
> **Richtig ist:** „Nahrungsmenge und Zeit einhalten."

Gleichbleibende Blutzuckerwerte bedeuten Wohlbefinden und Leistungsfähigkeit sowie ein geringes Risiko für Folgeschäden.

Zusätzliche Mahlzeiten („Extra-BE") werden notwendig bei *zusätzlicher* körperlicher Belastung, z.B. bei Gartenarbeit, Sport, Wanderung, Radtour etc.

Über das Eiweiß

Eiweißreiche Nahrungsmittel müssen nicht genau auf 6 Mahlzeiten verteilt werden.

Zu beachten: Tierische Nahrungsmittel haben einen unterschiedlich hohen Fettgehalt, deshalb sollten Sie bevorzugt fettarme Sorten wählen!

Eiweißreiche Nahrungsmittel*:

Tierisches Eiweiß 100 g	g E	Pflanzliches Eiweiß 100 g	g E
mageres Fleisch	18	Sojabohnen	35
Fischfilet	17	Erbsen getrocknet	20
Brathuhn	20	Erbsen frisch/Dose	7
Milch	1	Nüsse i. D.	14
Joghurt	4	Getreide	10
Magerquark	14	Vollkornbrot	8
Käse 30% F. i. Tr.	25	Kartoffeln	2
1 Ei	7		

Beispiel für 60 g Eiweiß/Tag

	Tierisches Eiweiß	Pflanzliches Eiweiß
100 g mageres Fleisch	18 g	
40 g Käse 30% F. i. Tr.	10 g	
150 g Joghurt/Milch	5 g	
1 Ei	7 g	
150 g Brot		10 g
30 g Haferflocken		4 g
150 g Kartoffeln		3 g
200–300 g Gemüse		4 g
	40 g	21 g
	61 g Eiweiß	

Getränkeauswahl für den Diabetiker

Wasser ist lebensnotwendig (essentiell) und muß täglich aufgenommen werden!

Wasser dient im Körper:
- als Bausubstanz für Zellen, Blut, Verdauungssäfte
- als Lösungs- und Transportmittel für Nährstoffe, Enzyme, Wirkstoffe, Hormone, Stoffwechselendprodukte
- für die Wärmeregulation, d. h. zur Erhaltung der Körpertemperatur

---

* Angaben orientieren sich an: Elmadfa et al. „Die große Nährwerttabelle 1988/89" Gräfe u. Unzer Verlag

Der *Flüssigkeitsbedarf* des Erwachsenen liegt bei ca. 2–2,5 l/Tag und wird
i. a. gedeckt durch
- Zufuhr von fester Nahrung: ca. 1 l
- Zufuhr von Getränken: ca. 1–1,5 l.

Der Flüssigkeitsbedarf ist erhöht bei:
- körperlich anstrengenden Arbeiten
- sportlicher Betätigung
- hoher Außentemperatur
- fieberhaften Erkrankungen
- hohen Blutzuckerwerten
- bei Reduktionskost / Fasten.

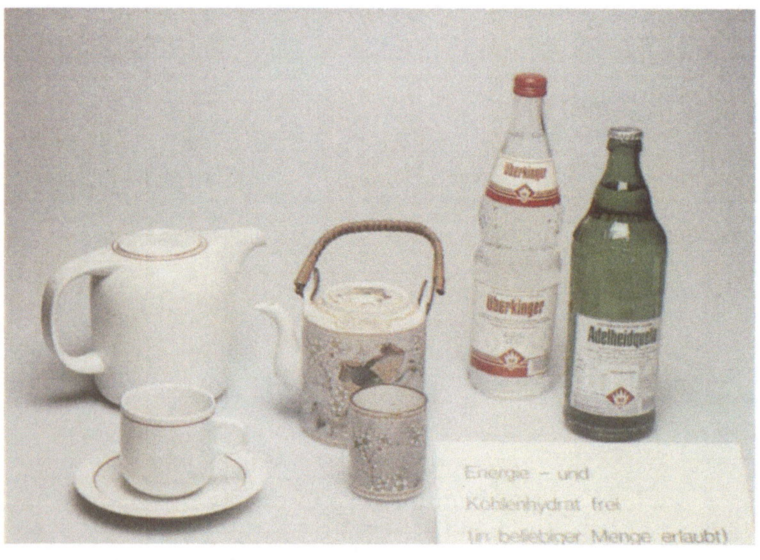

Abb. 16. Getränkeauswahl für den Diabetiker

Der Diabetiker muß bei der Auswahl der Getränke 3 Punkte beachten:
- Kohlenhydratgehalt (BE-Gehalt)
- Energiegehalt (kcal/kJ)
- Alkoholgehalt

Ohne Anrechnung sind in beliebiger Menge erlaubt:	g KH/100 ml
– Wasser, Mineralwasser	0
– Kaffee ohne Zucker	0
– Tee ohne Zucker	0

Ohne Anrechnung ist bis zu 1 Liter/Tag erlaubt:	g KH/100 ml
– Diät-Limonaden mit Süßstoff gesüßt	1
– Cola-Getränke mit Süßstoff gesüßt	1

Unter Anrechnung der Kohlenhydrate erlaubt:	g KH/100 ml
– Milch und Sauermilchgetränke ohne Zucker (Kefir, Buttermilch, Molke)	5
– frisch gepreßte Fruchtsäfte	ca. 12
– handelsübliche Fruchtsäfte ohne Zuckerzusätze	ca. 12
– Diät-Fruchtnektare mit Fruchtzucker gesüßt	ca. 14
– Diät-Fruchtnektare mit Süßstoff gesüßt	ca. 4
– Gemüsesäfte ohne Zuckerzusatz	ca. 4–6

> **Wichtig:** Analysenwerte auf den Flaschenetiketten beachten. Der Kohlenhydratanteil variiert je nach Obst- bzw. Gemüsesorte und Hersteller!

Bedingt geeignete alkoholische Getränke (wenn vom Arzt erlaubt) unter Berücksichtigung der Kalorien

– Trockener Wein*	1 Glas	= 1/8 l	= 75 kcal
– Diabetiker-Sekt	1 Glas	= 0,1 l	= 65 kcal
– Diabetiker-Bier	1 Flasche	= 0,3 l	= 110 kcal
– Weinbrand 38 Vol.%	1 Glas	= 2 cl	= 45 kcal
– klarer Schnaps 32 Vol.%	1 Glas	= 2 cl	= 30 kcal
– Whisky 43 Vol.%	1 Glas	= 4 cl	= 100 kcal
– Rum 45 Vol.%	1 Glas	= 2 cl	= 50 kcal

* Gelbes Weinsiegel oder die Bezeichnung „Trocken" garantiert, daß der Restzuckergehalt nicht mehr als 9 g/l beträgt.
Gelbes Weinsiegel oder die Bezeichnung „Für Diabetiker nach Befragen des Arztes geeignet" garantiert, daß der Restzuckergehalt nicht mehr als 4 g/l beträgt.

Ungeeignete Getränke aufgrund ihres hohen Zuckergehaltes sind

---

- mit Zucker gesüßte Fruchtnektare
- mit Zucker gesüßte Fruchtsaftgetränke
- mit Zucker gesüßte Brausen, Limonaden, Cola-Getränke
- handelsübliches Bier (jeglichen Brautyps)
- alkoholfreies und alkoholreduziertes Bier
- Südweine (oder Dessertweine)
- Rot- oder Weißweine mit hohem Restzuckergehalt
- Schaumwein, Sekt
- Liköre, süße Schnäpse, Aperitifs

Was der Diabetiker bei Alkoholgenuß beachten sollte

- Alkohol sollte nur getrunken werden, wenn dies ohne Gefahr für die Gesundheit ist, bzw. nach Rücksprache mit dem Arzt.
- Nur für Diabetiker geeignete alkoholische Getränke auswählen!
- Alkohol in vernünftigen Mengen trinken!
- Alkohol nicht auf leeren Magen trinken! Alkohol kann das Auftreten von Unterzuckerungen begünstigen.
- Alkoholische Getränke nicht gegen kohlenhydrathaltige Nahrungsmittel austauschen → Unterzuckerungsgefahr!
- Übergewichtige Diabetiker müssen den Energiegehalt der alholischen Getränke berücksichtigen1
- Übergewichtige Patienten sollten die Alkoholkalorien beim Fett wieder einsparen.

Als Diabetiker im Restaurant

Auch Diabetiker können im Restaurant essen, wenn sie folgende Punkte beachten:

Die verordnete Kohlenhyratmenge kann nach Augenmaß abgeschätzt werden; Voraussetzung ist das Üben mit der Waage zu Hause.

Die Speisen dürfen keinen Zucker enthalten, d. h. keine Süßspeisen oder süß abgeschmeckte pikante Speisen wie Apfelrotkohl, süßsaure Beilagen etc.

Vermeiden Sie Speisen, deren Kohlenhydratgehalt schwer abzuschätzen ist, wie Eintopfgerichte, gebundene Suppen, Nudelgerichte, panierte Speisen, Auflaufgerichte etc. Alle diese Gerichte können zu Hause – bei geeigneter Zubereitung und abgewogenen Mengen – durchaus gegessen werden. Sie können auch einzelne Beilagen umbestellen, z. B. statt

Apfelrotkohl Broccoligemüse oder ähnliches. Geeignete Suppen als Vorspeise: Klare Bouillon, Bouillon mit Gemüse-, Fleisch- oder Fischeinlage.

Übergewichtige Diabetiker, die *ohne Insulin* behandelt werden, müssen vor allem auf den *Kaloriengehalt* der Speisen achten. Sie schränken die Fettmenge durch geschickte Auswahl ein, z. B. gegrillte, gedünstete, gekochte Fleisch-, Fisch- oder Geflügelgerichte, dagegen keine panierten, fritierten Speisen, keine Sahnesoßen. Auch der Kaloriengehalt der Getränke muß berücksichtigt werden.

Dasselbe Prinzip der Menüauswahl gilt auch in Kantinen und Mensen. Verschaffen Sie sich zunächst einen Einblick in den Wochen-Speisenplan und informieren Sie sich, ob ein Angebot zur Kaltverpflegung besteht. Bei schwer schätzbaren Gerichten (Kartoffelsuppe, Nudeleintopf) oder energiereichen Gerichten (Bratkartoffeln, Kartoffelpuffer) und bei Süßspeisen (Kaiserschmarrn) sollte statt dessen die Kaltverpflegung gewählt werden, z. B. Brot mit Würstchen, Wurstaufschnitt oder Käse, Salatteller, Joghurt.

Besteht dieses Angebot nicht, sollten Sie belegte Brote oder eventuell eine Rohkost von zu Hause mitbringen. Das Tauschen der warmen Mittagsmahlzeit mit dem kalten Abendessen ist durchaus möglich. Wichtig ist nur das Einhalten der Kohlenhydrate-Menge bei jeder Mahlzeit!

Fettarme Kost

Fett- und cholesterinarme Kost ist ein wesentlicher Schutz vor Arteriosklerose und deren Folgekrankheiten (koronare Herzkrankheit, Herzinfarkt, Schlaganfall).

Sie ist **notwendig** bei Diabetes und Hyperlipidämien. Hyperlipidämien sind Fettstoffwechselstörungen, bei denen die Blutfette über die Norm erhöht sind. Wir unterscheiden 2 Arten von Blutfetten, das *Cholesterin* und die *Triglyceride* (auch Neutralfette genannt). Das Cholesterin wird zusätzlich in HDL- und LDL-Cholesterin („gutes" und „böses" Cholesterin) unterteilt. Durch die Ablagerung der Fette in den Blutgefäßen droht eine frühzeitige Arteriosklerose. Hierbei ist eigentlich keine Extra-Diät erforderlich, sondern es gelten dieselben Richtlinien wie bei der Reduktionskost.

Folgende Punkte müssen bei der Kostzusammenstellung beachtet werden:

- Beschränkung der täglichen Fettmenge
- *Cholesterin a r m e* Kost
- Hoher Anteil pflanzlicher Fette
- Ballaststoffreiche Kost

Ein Vergleich der Nahrungsmittel lohnt sich:

30 g Salami	15 g Fett	30 g Bierschinken	6 g Fett
30 g Jagdwurst	10 g Fett	30 g Geflügelwurst	5 g Fett
30 g Camembert 50% F. i. Tr.	6 g Fett	30 g Camembert 30% F. i. Tr.	4 g Fett
0,2 l Trinkmilch	7 g Fett	0,2 l fettarme Milch	3 g Fett

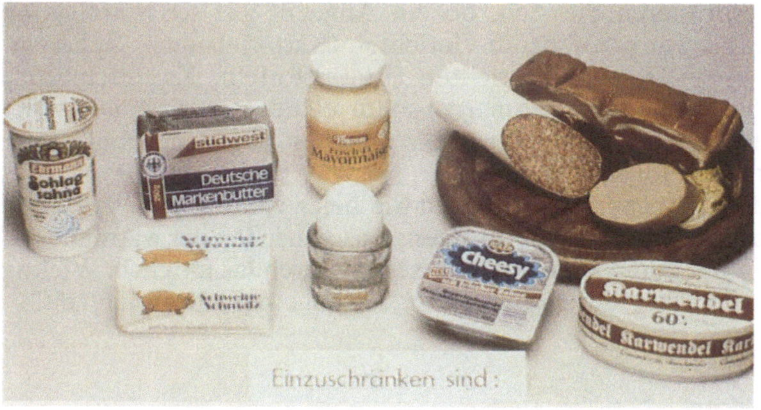

Abb. 17. Einzuschränkende fettreiche Nahrungsmittel

Da auch bei „magerer Auswahl" 1/3 der Fette unvermeidbar in tierischen Lebensmitteln versteckt ist, sollten als Streich- und Kochfette pflanzliche, linolsäurereiche Öle und Margarinesorten bevorzugt werden (**Becel®, Mazola®, Livio®, Distelöl®, Sonnenblumenöl®, SB®, Deli reform®, Eden-spezial®**).

Besonders beachtet werden muß der Cholesteringehalt der Nahrung. Der Bundesbürger ißt zur Zeit durchschnittlich 600 mg Cholesterin pro Tag. Ihre Cholesterinaufnahme sollte *weniger als 300 mg pro Tag* sein! Cholesterin kommt nur in tierischen Fetten vor. Durch die Fettmodifikation (wenig tierisches Fett, möglichst hoher Anteil an pflanzlichem Fett) kann der Cholesterinspiegel im Blut gesenkt werden.

Für Patienten mit erhöhtem Cholesteringehalt im Blut liegt der Schwerpunkt auf einer Beschränkung der täglichen Fettmenge und Beschränkung der täglichen Cholesterinaufnahme, d. h.:

– sehr fettarme Fleischstücke wählen,
– Fleischportionen auf 100 g reduzieren,
– Fleischgerichte nur 3–4 mal/Woche zubereiten,

- 1–2 mal/Woche Seefische als Mahlzeiten essen
- 1–2 mal/Woche ein vegetarisches Gericht planen
- Fleischaufschnitt und fettarme Käsesorten (bis 30% F. i. Tr.)
  auswählen
- Eier auf 1–2 Stück pro Woche begrenzen
- Bei sehr hohen Cholesterinwerten Eier ganz meiden
- Schmalz, Butter, Sahne, Mayonnaise etc. meiden
- ausschließlich linolsäurereiche Pflanzenöle und Margarinesorten
  verwenden

Folgende Nahrungsmittel haben die höchsten Cholesteringehalte (jeweils in 100 g Lebensmittel) und sollten gemieden werden:

Hirn	3140 mg
Leber, Herz, Nieren	300 mg
Butter	280 mg
1 Eigelb	300 mg
Käse* 60% F. i. Tr.	115 mg
Wurst*, durchschnittlich	100 mg

* je höher der Fettgehalt, um so höher auch der Cholesteringehalt

Patienten mit erhöhten Triglyceriden (Neutralfett) beachten unbedingt außerdem noch:

- Einschränkung des Alkoholkonsums
- Meiden von Zucker

Ihre Eiweißversorgung sollte ausreichend sein, jedoch nicht ausschließlich durch tierische Eiweißträger (Fleisch, Wurst, Käse etc.) erfolgen. Mäßigen Sie deshalb Ihre täglich verzehrte Fleischmenge (ca. 80 bis 100 g) und die Wurst- und Käsemenge (insgesamt 60 g). Legen Sie öfter einen fleischlosen Tag ein. Verwenden Sie häufiger pflanzliche Eiweißträger wie Erbsen, Sojabohnen, weiße Bohnen, Linsen oder Sojamehl. Essen Sie viel Gemüse wie Möhren, grünes Gemüse und häufig Salate.
Auch fettarme Kost kann gut schmecken durch geeignete Garmethoden, z. B. Grillen, in Folie Garen etc., und durch vielerlei Gewürze abwechslungsreich zubereitet werden. Schmackhafte Rezepte, die diese Empfehlungen berücksichtigen, finden Sie im Kapitel 3.2.

Salzarme Kost

Patienten mit Diabetes mellitus und erhöhtem Blutdruck (ebenso wie Patienten mit Herz- und Nierenkrankheiten) wird vom behandelnden Arzt eine kochsalzarme Diät verordnet.

Bei der Behandlung des Hochdrucks stehen zwei Maßnahmen im Vordergrund:
- Gewichtsnormalisierung durch Reduktionskost (siehe Kap. 3.2),
- Verminderung der Kochsalzaufnahme auf 5 g/Tag anstelle der üblichen 10 bis 15 g Kochsalz (Natrium-Chlorid).

Setzen Sie bei der Zubereitung von Speisen **kein** Kochsalz zu. **Verzichten Sie auf das Nachsalzen bei Tisch!** Ungeeignet sind auch Meersalz, Kräutersalz, Selleriesalz, gekörnte Brühe, Gewürzmischungen (Steakgewürz etc.), Tomatenmark, Ketchup, Senf, fertige Salatdressings. Bedenken Sie, daß Essen im Restaurant oder in der Kantine immer salzreich ist.

Wer seinen Salzkonsum einschränken will, muß auch das *unsichtbare* Salz beachten:

bei einem täglichen Verzehr von	beträgt die Kochsalzaufnahme in g
200 g Brot	2,0
80 g geräucherter Schinken (gesalzen)	5,1
30 g Schnittkäse	0,6
250 g Milch incl. Sauermilchprodukte	0,3
150 g Fleisch	0,2
100 g Erbsen in der Dose	0,6
150 g Kartoffeln	0,1
Fette	–
Gesamt	8,9 NaCl/Tag

Sie sehen an diesem Beispiel, wieviel Kochsalz Sie pro Tag zu sich nehmen können, ohne daß Sie in der Küche oder bei Tisch salzen. Auf Nahrungsmittel, die bereits außen eine sichtbare Salzschicht haben, sollten „Salzbewußte" lieber ganz verzichten.

Vermeiden Sie sehr salzreiche Nahrungsmittel, wie
- geräucherte Fleisch- und Fleischerzeugnisse (roher Schinken, gepökelte Zunge, Salami, Mettwurst.

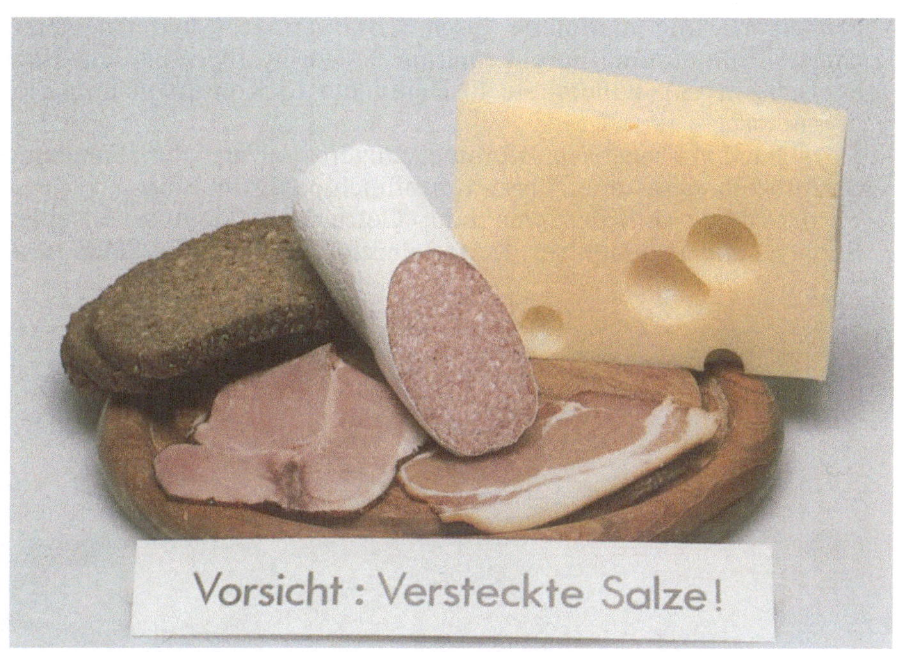

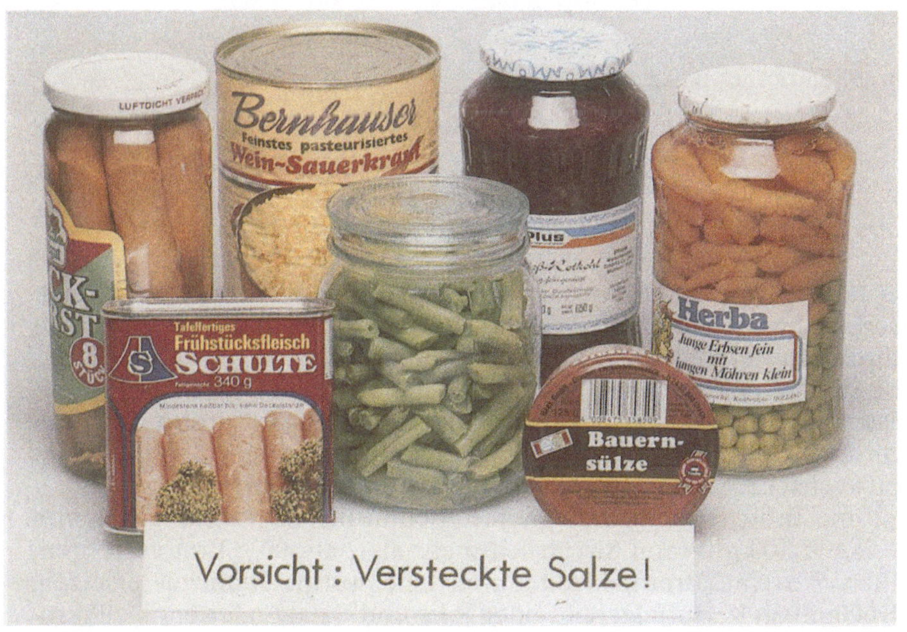

Abb. 18 a, b. Versteckte Salze

– geräucherte und marinierte Fische (Bratheringe, Makrelen, geräucherter Heilbutt oder Forelle, marinierte Heringsfilets, Sardellenfilet, Seelachs in Öl); zubereitete Fischgerichte in Konserven und Tiefgefrierkost,
– Salzgebäck, Käsegebäck, Kümmelstangen, Salzstangen, Salzletten, Salzbrezeln, gesalzene Nüsse, Kartoffelchips, Erdnußflips etc.,
– Fertiggerichte in Konserven oder Gefrierkost, Gemüsekonserven, Suppen- und Soßenpulver, Kartoffelbreipulver, Kartoffelklöße, u. a.

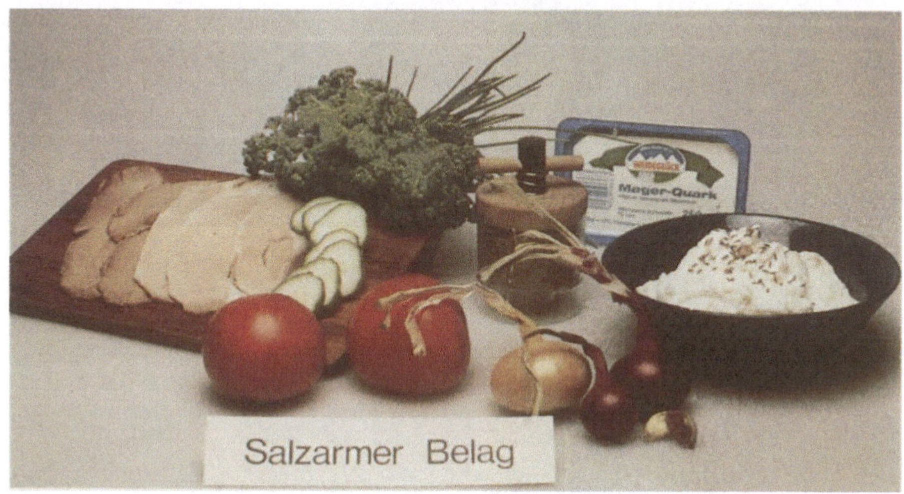

Abb. 19. Salzarmer Belag

Nahrungsmittelauswahl für einen kochsalzarmen Kostplan:

Frische Gemüse, Salate, Obst, Kartoffeln, Getreide (Haferflocken, Reis), frisches Fleisch und frische Fische sind besonders natriumarm. Diese Nahrungsmittel bilden die Grundlage der Ernährung.
Eine Umstellung auf einen gesteigerten Verzehr von Obst und Gemüse, Salate und Getreideprodukte liefert nicht nur weniger Natrium, sondern kann auch gleichzeitig den Kaliumanteil der Ernährung erhöhen, der im Stoffwechsel einen Gegenspieler zu Natrium darstellt.
Brot und Brötchen haben einen durchschnittlichen Natriumgehalt von 350 mg in 100 g. Wenn Sie täglich mehr als 200–300 g Brot verzehren, sollten Sie eine Brotmahlzeit durch eine warme Mahlzeit ersetzen, z. B. Gemüse-Kartoffelgericht oder Reis und Salate oder ein Vollkorn-Obstgericht, z. B. Haferflocken mit Obst und Quark. Natriumarme Brotsorten sind im Reformhaus erhältlich.

Als Brotbelag eignen sich anstelle von Wurstwaren kaltes Bratenfleisch, gekochtes kaltes Fleisch, Hacksteak, Hackbraten, gegrilltes Hähnchen, das mit Gewürzen und Kräutern schmackhaft zubereitet werden kann, außerdem kochsalzarme Brotaufstriche auf pflanzlicher Basis wie z. B. **Tartex**® (im Reformhaus erhältlich).

An Milcherzeugnissen sollen bevorzugt Speisequark, Schichtkäse, Hüttenkäse oder Joccakäse aufs Brot, die ebenfalls mit frischen Kräutern und/oder Gewürzen abgeschmeckt werden können. Kochsalzarme Käsesorten sind im Reformhaus erhältlich. Von den Sorten Schnittkäse, Schmelzkäse, Camembert, Romadur dürfen Sie ca. 30 g/Tag (= 250 mg Natrium) verzehren.

Bei der Auswahl von Getränken sollten Sie folgendes beachten:

- Natrium*frei* sind Tafelwasser **(Alpenwasser, Contrex, Vitell u. a.)**, Kaffee, alle Teesorten und Obstsäfte (wegen des Zuckergehaltes sollten Obstsäfte jedoch verdünnt = als Schorle getrunken werden).
- Natrium *arm* sind frisch gepreßte Gemüsesäfte, natriumarme Gemüsesäfte (Reformhaus) und einige Mineralwässer **(Caspar Heinrichquelle** *20 mg Na/l*, **Wildunger Reinhardsquelle** *13 mg Na/l*, **Frankenbrunnen grün** *43 mg Na/l*, **Ensinger Wasser** *30 mg Na/l*, **Göppinger Sauerbrunnen** *27 mg na/l*).

Über den Natriumgehalt anderer Wässer können Sie sich bei der Ernährungsberatung informieren bzw. die Analysenangaben auf dem Etikett lesen. Bitte beachten Sie: **Mineralwässer** sind Lebensmittel. Es bleibt dem Hersteller überlassen, ob er eine Kennzeichnung vornimmt. Der Natriumgehalt kann vom Hersteller erfragt werden. **Heilwässer** fallen unter die Arzneimittel. Der gesamte Mineralstoffgehalt – auch der Natriumgehalt – bezogen auf 1 l muß auf dem Flaschenetikett kenntlich gemacht werden. Im allgemeinen haben Heilwässer einen höheren Natriumgehalt. Als natriumarm gilt 20–100 mg Na/l Wasser.

Alkoholische Getränke sind nach Rücksprache mit dem behandelnden Arzt in kleinen Mengen gelegentlich erlaubt (1 Glas Wein oder 1 Glas Bier). Bei vielen Patienten normalisiert sich der Blutdruck allein durch das Einschränken des Alkoholkonsums.

Sich auf kochsalzarme Diät umzustellen, bereitet nur anfangs Schwierigkeiten. Schließlich verfeinert sich das Geschmacksempfinden, und das Eigenaroma der Speisen wird wieder wahrgenommen. Überrascht stellt man dann fest: auch ungesalzen haben z. B. Quark, Pellkartoffeln etc. Genußwert. Kein Ausweg aus dem Dilemma des Würzens ist die Verwendung von Ketchup- und Senfzubereitungen, Meersalz, Kräutersalz, gekörnte Brühe, Sojasoßen und andere Gewürzsoßen. Sie enthalten allesamt reichlich Kochsalz, auch wenn es geschmacklich nicht wahrgenommen wird.

Die Faustregel lautet: Kein Salz in der Küche, kein Salz bei Tisch, sondern wieder von Großmutters Gartenkräutern und Gewürzen Gebrauch machen. Anstelle von Salz sind also Kräuter und Gewürze vielseitig zu verwenden, um die geschmackliche Qualität der Speisen zu verbessern.

Zum Würzen einer kochsalzarmen Kost können verwendet werden:

● Kräuter und Gewürze. Die wichtigsten und bekanntesten Küchenkräuter sind: Basilikum, Dill, Estragon, Petersilie, Schnittlauch, Thymian, Zitronenmelisse. Die Kräuter werden erst am Ende der Garzeit zugegeben und dürfen nicht mitkochen, sondern nur ziehen. Getrocknete Kräuter sollen sparsam verwendet werden, meist genügt ein Drittel der Menge, die Sie für Frischkräuter verwenden. Die Aroma-

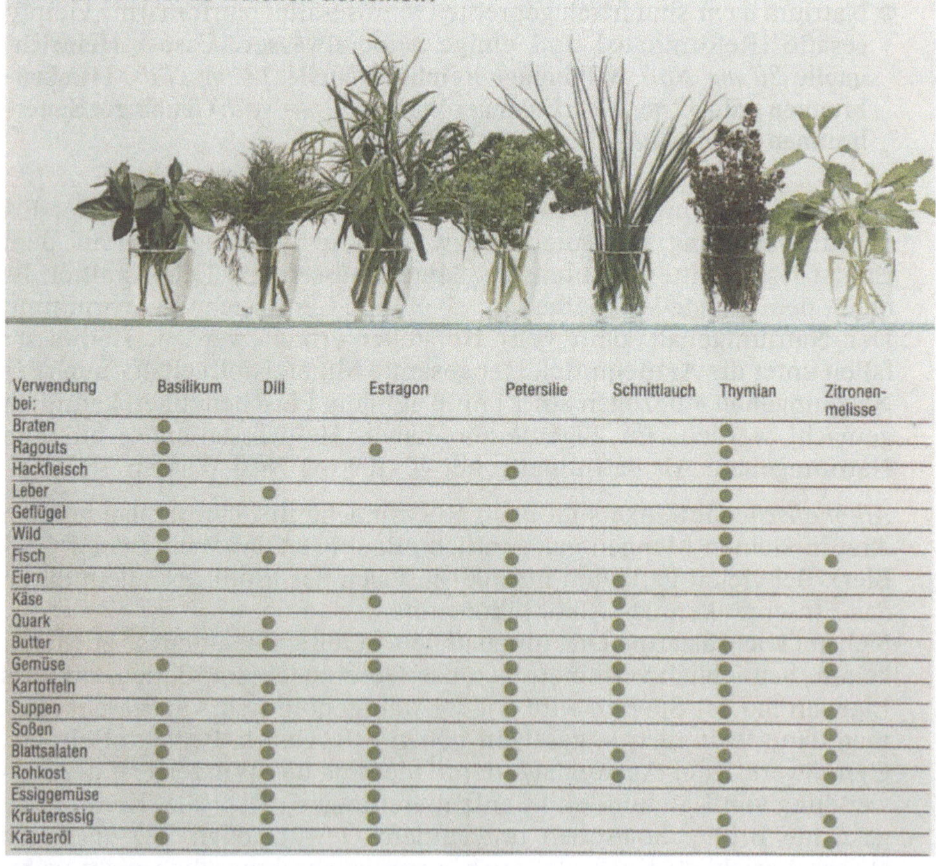

Verwendung bei:	Basilikum	Dill	Estragon	Petersilie	Schnittlauch	Thymian	Zitronenmelisse
Braten	●					●	
Ragouts	●		●			●	
Hackfleisch	●			●		●	
Leber		●				●	
Geflügel	●			●		●	
Wild	●					●	
Fisch	●	●		●		●	●
Eiern				●	●		
Käse			●		●		
Quark		●		●	●		●
Butter		●	●	●	●	●	●
Gemüse	●		●	●	●	●	●
Kartoffeln		●		●	●	●	
Suppen	●	●	●	●	●	●	●
Soßen	●	●	●	●		●	●
Blattsalaten	●	●	●	●	●	●	●
Rohkost	●	●	●	●	●	●	●
Essiggemüse		●	●				
Kräuteressig	●	●	●			●	●
Kräuteröl	●	●	●			●	●

Abb. 20. Küchenkräuter

stoffe kommen erst dann zur vollen Wirkung, wenn Sie die trockenen Kräuter vor der Verwendung 10–15 Minuten in Flüssigkeit quellen lassen. Das gilt auch für die Verfeinerung von Salatsoßen durch Kräuter. Frische Kräuter können auch tiefgefroren werden oder als Tiefkühlware gekauft werden.

- Natriumarme Würzmittel aus dem Reformhaus wie Hefeextrakt (z. B. von **Vitam®**), Brühwürfel, Hefeflocken, Tomatenmark, Kräutersenf.
- **Maggi®** (Flaschenwürze) oder flüssige Würzen z.B. Madeira, Paprika, Knoblauch können bis zu 6 Tropfen verwendet werden.
- Kochsalzersatzmittel, sog. Kaliumsalze wie **Ambisalz®**, **Sina Salz®**, **Hensels Diätsalz®**, **Flarom Salz®**. Diese Salzersatzmittel sind bei entsprechender Anwendung unschädlich, es sei denn, Ihre Nierenfunktion ist gestört. Sprechen Sie darüber mit Ihrem Arzt.

Bereiten Sie alle Speisen wertschonend zu, wie durch Dünsten, Grillen und Garen, z. B. in Alufolie und mit kürzesten Zeiten, damit die natürlichen Aromastoffe erhalten bleiben; und essen Sie roh, was roh zu essen ist. Verwenden Sie möglichst frisches Gemüse oder Tiefkühlware – nichts aus Konserven. Konserven enthalten große Mengen Kochsalz!

Die vom Handel (Reformhaus) angebotenen natriumarmen/kochsalzarmen bzw. streng natriumarm/streng kochsalzarmen Produkte müssen nach der Diätvorschrift folgende Aufschrift tragen:

① *Streng natriumarm* (erlaubt ist auch die Ergänzung *streng kochsalzarm*): Diese Produkte dürfen höchstens 40 mg Natrium in 100 g enthalten

② *Natriumarm* (erlaubt ist auch die Ergänzung *kochsalzarm*): Diese Produkte dürfen höchstens 120 mg Natrium in 100 g enthalten.

Das natriumarme Nahrungsmittelangebot umfaßt klare Suppen, gebundene Suppen, diverse Soßen, Senf, Tomaten-Ketchup, pflanzliche Brotaufstriche, verschiedene Sorten Knäckebrot u. v. m. Seit Mai 1988 dürfen auch kochsalzverminderte Nahrungsmittel hergestellt werden, z. B. Brot, Kleingebäck, Fertiggerichte, Suppen, Soßen, Kochwürste u. a. Bei diesen Erzeugnissen ist eine genaue Angabe des Kochsalzgehaltes nicht vorgeschrieben, doch dürfen die Hersteller die vorgeschriebene Höchstmenge an Natrium nicht überschreiten (gesetzliche Regelung).

Die kochsalzarme, abwechslungsreich gewürzte Kost ist für den Hochdruckkranken unbedingt erforderlich; sie kann ebenso in gelockerter Form als Familienkost angeboten werden.

Kostpläne für eine Woche

Im folgenden finden Sie einen Wochenplan für Diabetiker mit Menüvorschlägen und genauer Berechnung der Kohlenhydrate und Kalorien. Die Rezepte sind jeweils für eine Portion berechnet und für 1000/1200 bzw. 1500 kcal ausgelegt. Der Standardplan zeigt, wie Sie Ihren Kostplan grundsätzlich aufbauen (und mit Hilfe von Austauschtabellen auch variieren) können. Die Wochenpläne stellen Ihnen pikante Rezepte vor.

1000 kcal / 4200 kJ Diabeteskost / 9 BE

Standardplan

Kohlenhydrate	45%	110 g
Fett	35%	38 g
Eiweiß	20%	48 g

			g KH	BE
1. Frühstück				
	50 g	Mischbrot	28	2,0
oder	60 g	Vollkornbrot		
	10 g	Halbfettmargarine	–	
	20 g	Diabetiker-Konfitüre (kalorienreduziert)	6	0,5
	40 g	Speisequark 20% F. i.Tr.	–	
oder	30 g	magerer Schinken		
oder	20 g	Käse 20–30% F. i.Tr.		
oder	1	Ei (nur 2mal/Woche) Kaffee oder Tee mit Süßstoff		
2. Frühstück				
	150 g	fettarmer Joghurt/Milch	7	0,5
Mittagessen				
	80 g	mageres Fleisch	–	–
oder	80 g	Hühnerfleisch		
oder	150 g	Fischfilet		
	160 g	Kartoffeln	24	2,0
oder	30 g	Reis (roh)		

		g KH	BE
oder 35 g	Teigwaren (roh)		
200–300 g	Gemüse/Salat	(10)	–
5 g	Öl (1 Tl)	–	

Nachmittag

		g KH	BE
100 g	Apfel/Birne	13	1,0

Abendessen

		g KH	BE
50 g	Mischbrot	23	2,0
oder 60 g	Vollkornbrot		
10 g	Halbfettmargarine	–	
30 g	fettarme Wurst	–	
oder 30 g	Käse 20–30% F. i.Tr.		
150 g	Salat (je nach Jahreszeit)	(5)	–
5 g	Öl (1 Tl)	–	

Spätmahlzeit

		g KH	BE
30 g	Vollkornbrot	12	1,0
40 g	Speisequark 20% F. i.Tr.	–	
oder 20 g	Streichkäse 20% F. i.Tr.	–	
oder 25 g	Putenwurst		
100 g	Gemüse (Tomate, Gurke)	(3)	–
		113	–
		(+ 18)	

dazu 1,5 bis 2 Liter kalorienfreie Getränke

---

1. Tag   1000 kcal

Frühstück

50 g	Roggenmischbrot	**2**	**BE**
10 g	Halbfettmargarine		
20 g	Diabetiker-Konfitüre (kalorienreduziert)	½	**BE**
20 g	Bierschinken		

2½ BE

Zwischenmahlzeit

60 g	Kiwi	½	**BE**

Mittagessen: Passauer Kohlgericht

70 g	mageres Rindfleisch		
5 g	Öl (1 Tl)		
30 g	Zwiebel		
	Pfeffer		
½ Tl	gekörnte Brühe		
100 g	Weißkraut		
100 g	grüne Bohnen		
	(frisch		
	oder tiefgekühlt)		
	Kümmel		
	Knoblauch		
	(frisch oder Pulver)		
	Lorbeerblatt		
	Bohnenkraut		
1 Prise	Salz		
40 g	Vollkornnudeln	**2**	**BE**
	gehackte Petersilie		

2 BE

Zubereitung: Rindfleisch in Würfel schneiden, in Öl anbraten, gewürfelte Zwiebeln dazugeben, kurz mitschmoren, würzen und mit Wasser ablöschen. Wenn das Fleisch halbgar ist, feingehobelten Weißkohl und Bohnen zugeben, nochmals würzen, ca. 8 Minuten garen. Nudeln bißfest kochen, zum Eintopf geben und mit Petersilie bestreuen.

Zwischenmahlzeit: Buttermilchsuppe

100 g	Himbeeren (frisch oder tiefgekühlt)	½ **BE**
50 ml	Wasser	
5 g	Weizenvollkornmehl (1 Tl)	
100 ml	Buttermilch	½ **BE**
	Zitronensaft, Zimt, Süßstoff	

1   BE

Zubereitung: Himbeeren mit Wasser aufkochen. Mehl mit 2–3 EL Wasser verrühren, in die Himbeeren einrühren, Buttermilch dazugießen und abschmecken. Die Buttermilchsuppe kann sowohl heiß als auch kalt gegessen werden.

Abendessen: Käseschnitte spanische Art

30 g	Zwiebel	
5 g	Öl (1 Tl)	
50 g	grüne Paprikaschote	
50 g	Tomaten	
	Pfeffer, Muskat, Oregano, Knoblauch	
1 Prise	Salz	
40 g	Edamer 30% F. i. Tr.	
60 g	Weizen- oder Hafervollkornbrot	**2 BE**
1	Olive	

2   BE

Zubereitung: Zwiebel in Würfel schneiden, in Öl glasig dünsten. Paprikaschote in kleine Würfel, Tomate in etwas größere Würfel schneiden, beides zu den Zwiebeln geben, kurz mitdünsten und abschmecken. Käse in kleine Würfel schneiden oder grob raspeln und unter die Gemüsemasse heben. Brot toasten, mit der Käsemischung bestreichen und im Ofen oder Grill überbacken. Olive in Scheiben schneiden, Toastbrot damit garnieren und auf einem Salatblatt anrichten.

Spätmahlzeit

20 g	Knäckebrot	**1 BE**
10 g	Halbfettmargarine	
50 g	Gurkenscheiben	

1   BE

---

2. Tag   **1000 kcal**

Frühstück

50 g	Mehrkornbrötchen	**2** **BE**
10 g	Halbfettmargarine	
20 g	Diabetiker-Konfitüre (kalorienreduziert)	½ **BE**
40 g	körniger Frischkäse 20% F. i. Tr.	

                                                        2½ BE

Zwischenmahlzeit

150 g	fettarmer Joghurt	½ **BE**

Mittagessen: Frische Champignons in Kräutersoße, Grünkern

200 g	frische Champignons	
30 g	Zwiebel	
5 g	Öl (1 Tl)	
10 g	Weizenvollkornmehl (1 El)	½ **BE**
½ Tl	gekörnte Brühe	
	Pfeffer, Curry	
etwas	Zitronensaft	
1 Prise	Salz,	
	gemischte Kräuter,	
	z. B. Petersilie	
	Schnittlauch, Dill	
10 g	Sahne (1 El)	
30 g	Grünkern	**1½ BE**
30 g	Zwiebeln	
50 g	Möhren	
½ Tl	gekörnte Brühe	
	Majoran, Pfeffer, Muskat	

                                                        2   **BE**

Zubereitung: Champignons blättrig schneiden, gewürfelte Zwiebel in Öl andünsten, Pilze zugeben, kurz mitdünsten. Mehl darüber stäuben, mit etwas Wasser ablöschen, würzen und ca. 5 Minuten bei schwacher Hitze garen. Mit Sahne und Kräutern verfeinern. Grünkern am Vortag einweichen. Zwiebel und Möhren in kleine Würfel schneiden, mit dem Grünkern kurz dünsten, ca. 150 ml Wasser zugeben, würzen und bei schwacher Hitze etwa 15–20 Minuten (bei nicht vorher eingeweichtem Grünkern 45 Minuten!) garen.

Zwischenmahlzeit: Fruchtsalat

60 g	Orange	½ **BE**
50 g	Apfel	½ **BE**
	Zitronensaft, Ingwerpulver, Süßstoff	

1   BE

Zubereitung: Orange und Apfel in kleine Spalten schneiden und abschmecken.

Abendessen: Badischer Fleischsalat, Roggenvollkornbrot

40 g	kalter Braten	
30 g	Zwiebel	
50 g	Apfel	1½ **BE**
50 g	Möhren	
5 g	Öl (1 Tl)	
50 g	fettarmer Joghurt	
	Pfeffer, Schnittlauch	
1 Prise	Salz	
1 Spur	Senf	
1 Msp	Meerrettich	
45 g	Roggenvollkornbrot	1½ **BE**
10 g	Halbfettmargarine	
50 g	Gewürzgurken	

2   BE

Zubereitung: Bratenfleisch in Streifen schneiden. Zwiebel und Apfel würfeln. Möhre garen und ebenfalls in Würfel oder Scheiben schneiden. Aus Joghurt, Öl, Gewürzen eine Salatsoße zubereiten. Zutaten vermengen, nochmals abschmecken. Fleischsalat mit Gewürzgurke auf Salatblatt anrichten, mit Schnittlauch bestreuen. Brot mit Margarine bestreichen.

Spätmahlzeit

25 g	Weizenmischbrot	**1 Be**
20 g	Tilsiter 30% F.i.Tr.	
50 g	Tomaten	

1   BE

3. Tag   1000 kcal

Frühstück: Müsli

20 g	Haferflocken	**1** **BE**
100 g	Apfel	**1** **BE**
125 ml	fettarme Milch	½ **BE**
5 g	Kokosraspel	
	Süßstoff	
		2½ BE

Zwischenmahlzeit

10 g	Knäckebrot	½ **BE**
10 g	Halbfettmargarine	
20 g	Edamer 30% F. i. Tr.	
		½ **BE**

Mittagessen: Fruchtiges Putenschnitzel, Naturreis

80 g	Putenschnitzel	
100 g	Möhren	
50 g	Lauch	
50 g	Apfel	½ **BE**
5 g	Öl (1 Tl)	
	Curry, Chinagewürz, Pfeffer	
1 Prise	Salz	
25 g	Naturreis	1½ **BE**
1 Msp	gekörnte Brühe	
		2 BE

Zubereitung: Putenschnitzel in Streifen, Möhren in dünne Scheiben, Lauch in Ringe und Apfel in Scheiben schneiden. Fleisch in Öl anbraten, Gemüse und Apfel kurz mitdünsten. Mit Gewürzen abschmecken. Naturreis in wenig Wasser kochen, mit gekörnter Brühe abschmecken.

Zwischenmahlzeit:

130 g	Orange	**1 BE**

Abendessen: Nudelsalat

40 g	Vollkorn-nudeln	**2**	**BE**
50 g	grüne Paprika-schote		
50 g	Gewürzgurke		
50 g	Tomaten		
10 g	Zwiebel		
5 g	Öl (1 Tl)		
	Essig, Senf, Pfeffer, Paprika Oregano, Petersilie		

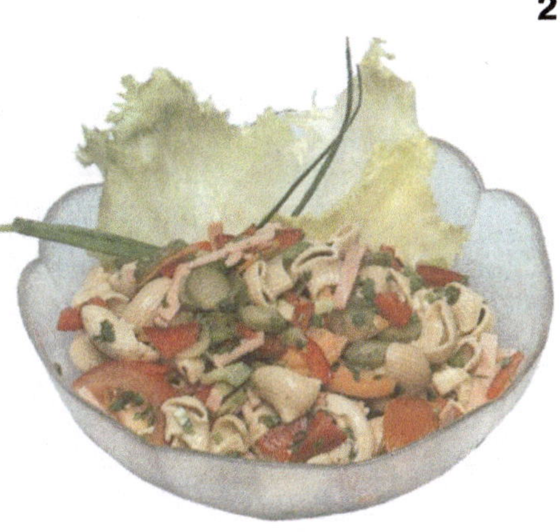

2   BE

Zubereitung: Nudeln in Salzwasser bißfest garen. Paprika in Streifen schneiden. Tomate achteln, Zwiebel und Gurken in Würfel schneiden, unter die Nudeln mengen. Marinade aus Essig, Öl, Senf, Pfeffer, Paprika, Oregano und Petersilie herstellen und den Nudelsalat damit anmachen.

Spätmahlzeit

30 g	Weizenvollkornbrot	**1**	**BE**
10 g	Halbfettmargarine		
10 g	magerer Schinken		

1   BE

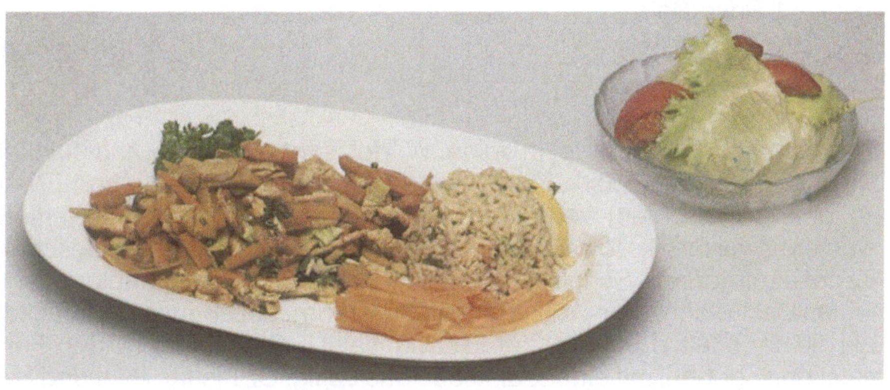

4. Tag   1000 kcal

Frühstück

60 g	Roggenvollkornbrot	**2 BE**
10 g	Halbfettmargarine	
20 g	Diabetiker-Konfitüre (kalorienreduziert)	½ **BE**
20 g	Putenbrust	

2½ BE

Zwischenmahlzeit

60 g	Mandarinen	½ **BE**

½ BE

Mittagessen: Beef Lindström, Backblechkartoffeln, Blattsalat

60 g	mageres Hackfleisch	
20 g	Magerquark	
10 g	Zwiebel	
30 g	rote Beete, eingelegt	
¼ Tl	Kapern	
½	Eiweiß	
	Pfeffer, Worcestersoße	
1 Prise	Salz	
160 g	Kartoffeln	**2 BE**
	Paprika, Kümmel	
30 g	Endiviensalat	
30 g	Feldsalat	
5 g	Öl (1 Tl)	
	Essig, Senf, Pfeffer	
1 Prise	Salz	

2 BE

Zubereitung: Rote Beete in feine Würfel schneiden. Kapern hacken, Hackfleisch, Magerquark, Zwiebelwürfel, Kapern, rote Beete und Eiweiß zu einem Fleischteig verkneten. Mit Salz, Pfeffer und Worcestersoße würzen. Zwei Steaks formen und im Backofen oder Grill garen. Geschälte Kartoffeln in dünne Scheiben schneiden, auf ein mit Backpapier ausgelegtes Backblech legen, mit Paprika und Kümmel bestreuen und backen, bis die Kartoffeln goldgelb sind. Endiviensalat in Streifen schneiden, Feldsalat dazu geben, mit einer Salatsoße aus Essig, Öl, Pfeffer, Senf und Salz übergießen.

Zwischenmahlzeit

| 30 g | Weizenvollkornbrot | **1** | **BE** |
| 10 g | Halbfettmargarine | | |

1 BE

Abendessen: Grünkernsuppe

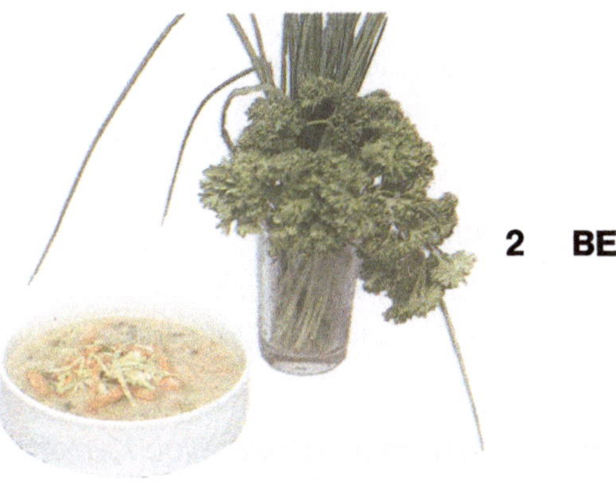

50 g	Möhren		
50 g	Sellerie		
50 g	Lauch		
5 g	Öl (1 Tl)		
40 g	Grünkern-schrot	**2**	**BE**
½ Tl	gekörnte Brühe Curry, Muskat, Majoran, Schnittlauch		

2 BE

Zubereitung: Möhren und Sellerie fein reiben, Lauch in Ringe schneiden. Öl erhitzen, Gemüse darin dünsten. Grünkernschrot dazugeben, mitdünsten. Mit ca. 300 ml Wasser ablöschen. Mit Brühe und Gewürzen abschmecken, fertig garen. Etwas Schnittlauch darüber streuen.

Spätmahlzeit

| 20 g | Knäckebrot | **1** | **BE** |
| 50 g | körniger Frischkäse 20% F. i. Tr. | | |

1 BE

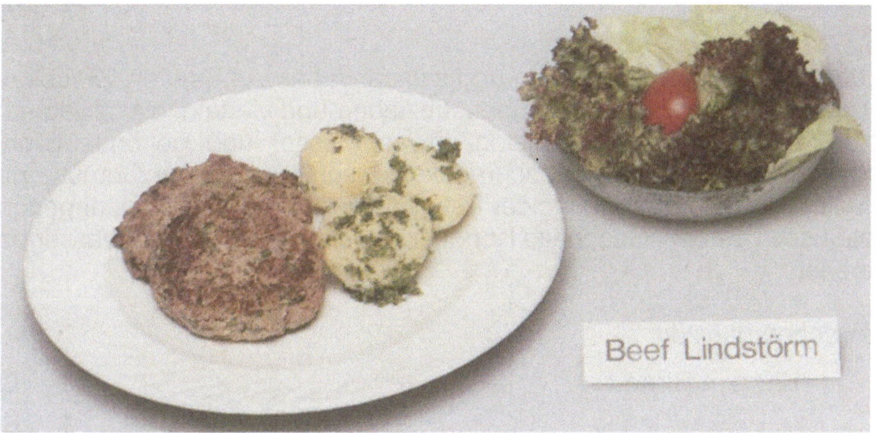

5. Tag   1000 kcal

Frühstück: Müsli

20 g	Haferflocken	**1 BE**
100 g	Himbeeren	**½ BE**
250 g	fettarmer Joghurt	**1 BE**
	Süßstoff	
		2½ BE

Zwischenmahlzeit

10 g	Knäckebrot	**½ BE**
10 g	Halbfettmargarine	
		½ BE

Mittagessen: Balkan-Fischfilet, Kartoffeln

100 g	Kabeljaufilet	
	Zitronensaft	
1 Prise	Salz	
100 g	grüne Paprikaschote	
50 g	Zwiebeln	
100 g	Tomaten	
10 g	Oliven, grün mariniert	
5 g	Öl (1 Tl)	
½ Tl	gekörnte Brühe	
	Paprika, Pfeffer	
30 g	fettarmer Joghurt	
	Petersilie	
160 g	Kartoffeln	**2 BE**
		2 BE

Zubereitung: Fischfilet säuern und salzen. Paprika in Streifen, Zwiebel in Ringe schneiden, Tomate brühen, abziehen und vierteln, die Oliven halbieren. Gemüse in Öl dünsten. Etwas Wasser und gekörnte Brühe zugeben, mit Gewürzen abschmecken. Fischfilet auf dem Gemüse gar dünsten. Joghurt mit gehackter Petersilie verrühren, über das angerichtete Essen gießen. Geschälte Kartoffeln in leicht gesalzenem Wasser gar kochen.

Zwischenmahlzeit

120 g	Birne	**1 BE**
		1 BE

Abendessen: Holländischer Chicoréesalat mit Weizenvollkornbrot

50 g	Chicorée	
50 g	Feldsalat	
60 g	Birne	½ **BE**
20 g	Edamer, 30% F. i. Tr.	
5 g	Öl (1 Tl)	
	Zitronensaft, Pfeffer	
1 Prise	Salz	
45 g	Weizenvollkornbrot	1½ **BE**
10 g	Halbfettmargarine	
		2 **BE**

Zubereitung: Chicorée in Streifen schneiden, zum Feldsalat geben. Birne in Scheiben schneiden, Käse in Streifen schneiden, dazu geben. Öl, Zitronensaft, Pfeffer und Salz verrühren und über den Salat gießen.

Spätmahlzeit

30 g	Roggenvollkornbrot	1 **BE**
10 g	Halbfettmargarine	
50 g	Möhren	
		1 **BE**

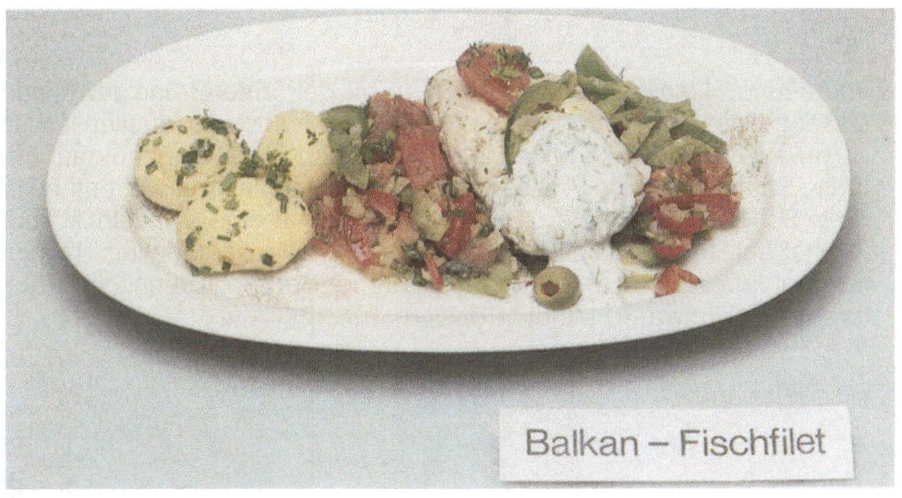

6. Tag   **1000 kcal**

Frühstück

60 g	Weizenvollkornbrot	**2 BE**
10 g	Halbfettmargarine	
20 g	Diabetiker-Konfitüre (kalorienreduziert)	**½ BE**
20 g	Edamer 30% F. i. Tr.	

2½ BE

Zwischenmahlzeit

10 g	Knäckebrot	**½ BE**
25 g	Geflügelwurst, mager	

½ BE

Mittagessen: Pikanter Hirseauflauf mit Bohnen und Tomaten

35 g	Hirse	**2 BE**
1 Msp	gekörnte Brühe	
150 g	grüne Bohnen, frisch oder Tiefkühlkost	
	Bohnenkraut	
1 Prise	Salz	
150 g	Tomaten	
	Pfeffer, Thymian, Knoblauch	
30 g	Edamer, 30% F. i. Tr.	
5 g	Öl (1 Tl)	

2   BE

Zubereitung: Hirse in 100 ml kochendem, mit gekörnter Brühe gewürztem Wasser bei niedriger Temperatur etwa 15–20 Minuten ausquellen lassen, evtl. etwas Wasser nachgießen. Grüne Bohnen in mit Bohnenkraut und 1 Prise Salz gewürztem Wasser garen. Tomaten blanchieren, enthäuten und in Scheiben schneiden. Die gegarte Hirse in eine gefettete Auflaufform geben, Bohnen und Tomaten darauf verteilen. Mit Pfeffer, Thymian und Knoblauch würzen. Geriebenen Edamer darüber streuen, im Backofen bei 170° etwa 30 Minuten backen.

Zwischenmahlzeit

100 g	Apfel	**1 BE**

1   BE

Abendessen: Bunter Sauerkrautsalat, Weizenvollkornbrot

100 g	Sauerkraut	
50 g	Apfel	½ **BE**
30 g	Zwiebel	
50 g	Möhren	
50 g	Tomatenpaprika	
5 g	Öl (1 Tl)	
	Essig, Pfeffer, Kümmel, Schnittlauch	
1 Prise	Salz	
45 g	Weizenvollkornbrot	1½ **BE**
10 g	Halbfettmargarine	
		—————
		2 **BE**

Zubereitung: Apfel schälen und grob raspeln. Möhren raspeln. Tomatenpaprika in Streifen schneiden. Sauerkrautsalat mit Essig, Öl, Pfeffer, Kümmel, Salz und Schnittlauch anmachen.

Spätmahlzeit

30 g	Pumpernickel	1 **BE**
10 g	Halbfettmargarine	
20 g	magerer Schinken	
30 g	Gewürzgurke	
50 g	Tomate	
		—————
		1 **BE**

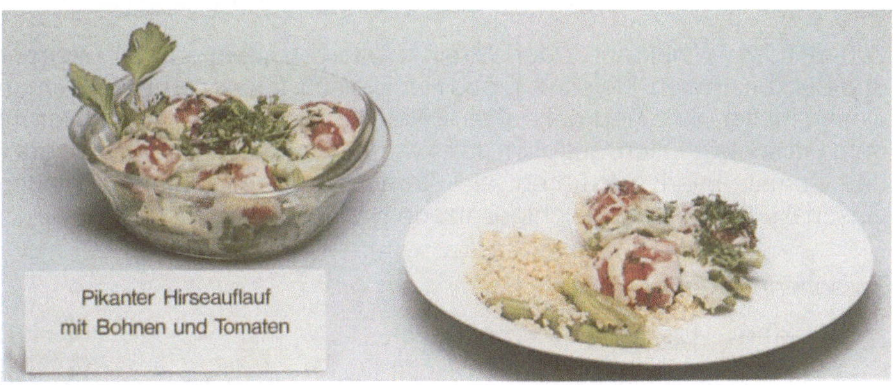

7. Tag   1000 kcal

Frühstück

50 g	Roggenbrot	**2**	**BE**
10 g	Halbfettmargarine		
20 g	Diabetiker-Konfitüre (kalorienreduziert)	½	**BE**
20 g	Bierschinken		
		2½	**BE**

Zwischenmahlzeit

60 g	Pampelmuse	½	**BE**
		½	**BE**

Mittagessen: Krautroulade mit Kartoffeln

150 g	Wirsing oder Weißkraut		
	Oregano		
1 Prise	Salz		
50 g	Hackfleisch, halb/halb		
30 g	Möhren		
20 g	Magerquark Pfeffer, gehackte Petersilie		
1 Prise	Salz		
30 g	fettarmer Joghurt		
30 g	Tomatenmark		
160 g	Kartoffeln	**2**	**BE**
		2	**BE**

Zubereitung: Weißkraut- oder Wirsingblätter blanchieren, mit Oregano und Salz bestreuen. Fleischteig aus Hackfleisch, feingeriebenen Möhren, Quark, Pfeffer, Salz und gehackter Petersilie zubereiten. Krautblätter mit dem Fleischteig füllen, aufrollen, in etwas Kohlwasser schmoren. Joghurt und Tomatenmark verrühren, als Garnitur über die Roulade gießen. Geschälte Kartoffeln in leichtgesalzenem Wasser gar kochen.

Zwischenmahlzeit

20 g	Diabetiker-Mürbegebäck	**1**	**BE**
		1	**BE**

Abendessen: Broccolisalat

150 g	Broccoli		
etwas	Zitronensaft		
	Muskat		
1 Prise	Salz		
5 g	Öl (1 Tl)		
½ Tl	Senf		
	Essig, Knoblauchpulver, gehackte Petersilie		
60 g	Vollkornbrötchen	**2**	**BE**
10 g	Halbfettmargarine		
		2	**BE**

Zubereitung: Broccoli in mit Zitronensaft, Muskat und Salz gewürztem Wasser garen. Aus Öl, Senf, Essig, Knoblauchpulver und gehackter Petersilie eine Salatsoße bereiten und über den Broccoli gießen.

Spätmahlzeit

30 g	Pumpernickel	**1**	**BE**
20 g	Camembert, 30% F. i. Tr.		
50 g	Tomate		
		1	**BE**

1200 kcal / 5040 kJ Diabeteskost / 11 BE

Standardplan

Kohlenhydrate	45%	129 g
Fett	35%	45 g
Eiweiß	20%	57 g

			g KH	BE
1. Frühstück				
	50 g	Mischbrot	28	2,0
oder	60 g	Vollkornbrot		
	10 g	Halbfettmargarine	–	
	20 g	Diabetiker-Konfitüre (kalorienreduziert)	6	0,5
	40 g	Speisequark 20% F. i.Tr.	–	
oder	30 g	magerer Schinken		
oder	20 g	Käse 20–30% F. i.Tr.		
oder	1	Ei (nur 2mal/Woche)		
		Kaffee oder Tee mit Süßstoff		
2. Frühstück				
	150 g	fettarmer Joghurt/Milch	7	0,5
	20 g	Knäckebrot (2 Scheiben)	14	1,0
Mittagessen				
	80 g	mageres Fleisch	–	–
oder	80 g	Hühnerfleisch		
oder	150 g	Fischfilet		
	200 g	Kartoffeln	29	2,5
oder	40 g	Reis (roh)		
oder	45 g	Teigwaren (roh)		
	200–300 g	Gemüse/Salat	(10)	–
	10 g	Öl (2 Tl)	–	
Nachmittag				
	100 g	Apfel/Bine	13	1,0

			g KH	BE
Abendessen				
	65 g	Mischbrot	**28**	**2,5**
oder	75 g	Vollkornbrot		
	10 g	Halbfettmargarine	–	
	30 g	fettarme Wurst	–	
oder	30 g	Käse 20–30% F. i. Tr.		
	150 g	Salat (je nach Jahreszeit)	**(5)**	–
	5 g	Öl (1 Tl)	–	
Spätmahlzeit				
	30 g	Vollkornbrot	**12**	**1,0**
	40 g	Speisequark 20% F. i. Tr.	–	
oder	20 g	Streichkäse 20% F. i. Tr.	–	
oder	25 g	Putenwurst		
	100 g	Gemüse (Tomate, Gurke)	**(3)**	–
			132	**11,0**
			(+18)	

dazu 1,5 bis 2 Liter kalorienfreie Getränke

1. Tag   1200 kcal

Frühstück

50 g	Roggenmischbrot	**2 BE**
10 g	Halbfettmargarine	
20 g	Diabetiker-Konfitüre (kalorienreduziert)	**½ BE**
20 g	Bierschinken	
		2½ BE

Zwischenmahlzeit

130 g	Orange oder Orangensaft	**1 BE**
150 g	.fettarmer Joghurt	**½ BE**
		1½ BE

Mittagessen: Passauer Kohlgericht

80 g	mageres Rindfleisch	
10 g	Öl (2 Tl)	
30 g	Zwiebel	
	Pfeffer	
½ Tl	gekörnte Brühe	
100 g	Weißkraut	
100 g	grüne Bohnen	
	(frisch	
	oder tiefgekühlt)	
	Kümmel	
	Knoblauch	
	(frisch oder Pulver)	
	Lorbeerblatt	
	Bohnenkraut	
1 Prise	Salz	
50 g	Vollkornnudeln	**2½ BE**
	gehackte Petersilie	
		2½ BE

Zubereitung: Rindfleisch in Würfel schneiden, in Öl anbraten, gewürfelte Zwiebeln dazugeben, kurz mitschmoren, würzen und mit Wasser ablöschen. Wenn das Fleisch halbgar ist, feingehobelten Weißkohl und Bohnen zugeben, nochmals würzen, ca. 8 Minuten garen. Nudeln bißfest kochen, zum Eintopf geben und mit Petersilie bestreuen.

Zwischenmahlzeit: Buttermilchsuppe

100 g	Himbeeren (frisch oder tiefgekühlt)	½ **BE**
50 ml	Wasser	
5 g	Weizenvollkornmehl (1 Tl)	
100 ml	Buttermilch	½ **BE**
	Zitronensaft, Zimt, Süßstoff	
		1 BE

Zubereitung: Himbeeren mit Wasser aufkochen. Mehl mit 2–3 El Wasser verrühren, in die Himbeeren einrühren, Buttermilch dazugießen und abschmecken. Die Buttermilchsuppe kann sowohl heiß als auch kalt gegessen werden.

Abendessen: Käseschnitte spanische Art

30 g	Zwiebel	
5 g	Öl (1 Tl)	
50 g	grüne Paprikaschote	
50 g	Tomaten	
	Pfeffer, Muskat, Oregano, Knoblauch	
1 Prise	Salz	
40 g	Edamer 30% F. i. Tr.	
75 g	Weizen- oder Hafervollkornbrot	2½ **BE**
1	Olive	
		2½ BE

Zubereitung: Zwiebel in Würfel schneiden, in Öl glasig dünsten. Paprikaschote in kleine Würfel, Tomaten in etwas größere Würfel schneiden, beides zu den Zwiebeln geben, kurz mitdünsten und abschmecken. Käse in kleine Würfel schneiden oder grob raspeln und unter die Gemüsemasse heben. Brot toasten, mit der Käsemischung bestreichen und im Ofen oder Grill überbacken. Olive in Scheiben schneiden, Toastbrot damit garnieren und auf einem Salatblatt anrichten.

Spätmahlzeit

20 g	Knäckebrot	**1 BE**
10 g	Halbfettmargarine	
50 g	Gurkenscheiben	
		1 BE

2. Tag   1200 kcal

Frühstück

50 g	Mehrkornbrötchen	**2 BE**
10 g	Halbfettmargarine	
20 g	Diabetiker-Konfitüre (kalorienreduziert)	½ **BE**
50 g	körniger Frischkäse 20% F. i. Tr.	
		2½ **BE**

Zwischenmahlzeit

150 g	Diät–Fruchtjoghurt	**1 BE**
10 g	Knäckebrot	½ **BE**
		1½ **BE**

Mittagessen: Frische Champignons in Kräutersoße, Grünkern

200 g	frische Champignons	
30 g	Zwiebel	
5 g	Öl (1 Tl)	
10 g	Weizenvollkornmehl (1 El)	½ **BE**
½ Tl	gekörnte Brühe	
	Pfeffer, Curry	
etwas	Zitronensaft	
1 Prise	Salz,	
	gemischte	
	Kräuter,	
	z. B. Petersilie	
	Schnittlauch,	
	Dill	
10 g	Sahne (1 El)	
40 g	Grünkern	**2 BE**
30 g	Zwiebeln	
50 g	Möhren	
½ Tl	gekörnte Brühe	
	Majoran, Pfeffer, Muskat	
		2½ **BE**

Zubereitung: Champignons blättrig schneiden, gewürfelte Zwiebel in Öl andünsten, Pilze zugeben, kurz mitdünsten. Mehl darüber stäuben, mit etwas Wasser ablöschen, würzen und ca. 5 Minuten bei schwacher Hitze garen. Mit Sahne und Kräutern verfeinern. Grünkern am Vortag einweichen. Zwiebel und Möhren in kleine Würfel schneiden, mit dem Grünkern kurz dünsten, ca. 150 ml Wasser zugeben, würzen und bei schwacher Hitze etwa 15–20 Minuten (bei nicht vorher eingeweichtem Grünkern 45 Minuten!) garen.

Zwischenmahlzeit: Fruchtsalat

60 g	Orange	½ **BE**
50 g	Apfel	½ **BE**
	Zitronensaft, Ingwerpulver, Süßstoff	

1   BE

Zubereitung: Orange und Apfel in kleine Spalten schneiden und abschmecken.

Abendessen: Badischer Fleischsalat, Roggenvollkornbrot

40 g	kalter Braten	
30 g	Zwiebel	
50 g	Apfel	½ **BE**
50 g	Möhren	
5 g	Öl (1 Tl)	
50 g	fettarmer Joghurt	
	Pfeffer, Schnittlauch	
1 Prise	Salz	
1 Spur	Senf	
1 Msp	Meerrettich	
60 g	Roggenvollkornbrot	**2 BE**
10 g	Halbfettmargarine	
50 g	Gewürzgurken	

2½ BE

Zubereitung: Bratenfleisch in Streifen schneiden. Zwiebel und Apfel würfeln. Möhren garen und ebenfalls in Würfel oder Scheiben schneiden. Aus Joghurt, Öl, Gewürzen eine Salatsoße zubereiten. Zutaten vermengen, nochmals abschmecken. Fleischsalat mit Gewürzgurke auf Salatblatt anrichten, mit Schnittlauch bestreuen. Brot mit Margarine bestreichen.

Spätmahlzeit

25 g	Weizenmischbrot	**1 BE**
20 g	Tilsiter 30% F. i. Tr.	
50 g	Tomaten	

1   BE

3. Tag   1200 kcal

Frühstück: Müsli

20 g	Haferflocken	**1 BE**
100 g	Äpfel	**1 BE**
125 ml	fettarme Milch	**½ BE**
5 g	Kokosraspel	
	Süßstoff	
		2½ BE

Zwischenmahlzeit

40 g	Roggenbrot	**1½ BE**
10 g	Halbfettmargarine	
20 g	Bierschinken	
50 g	Tomaten	
		1½ BE

Mittagessen: Fruchtiges Putenschnitzel, Naturreis

80 g	Putenschnitzel	
100 g	Möhren	
50 g	Lauch	
50 g	Apfel	**½ BE**
5 g	Öl (1 Tl)	
	Curry, Chinagewürz, Pfeffer	
1 Prise	Salz	
30 g	Naturreis	**2 BE**
1 Msp	gekörnte Brühe	
		2½ BE

Zubereitung: Putenschnitzel in Streifen, Möhren in dünne Scheiben, Lauch in Ringe und Äpfel in Scheiben schneiden. Fleisch in Öl anbraten, Gemüse und Äpfel kurz mitdünsten. Mit Gewürzen abschmecken. Naturreis in ca. 100 ml Wasser kochen, mit gekörnter Brühe abschmecken.

Zwischenmahlzeit:

130 g	Orange	**1 BE**

Abendessen: Nudelsalat

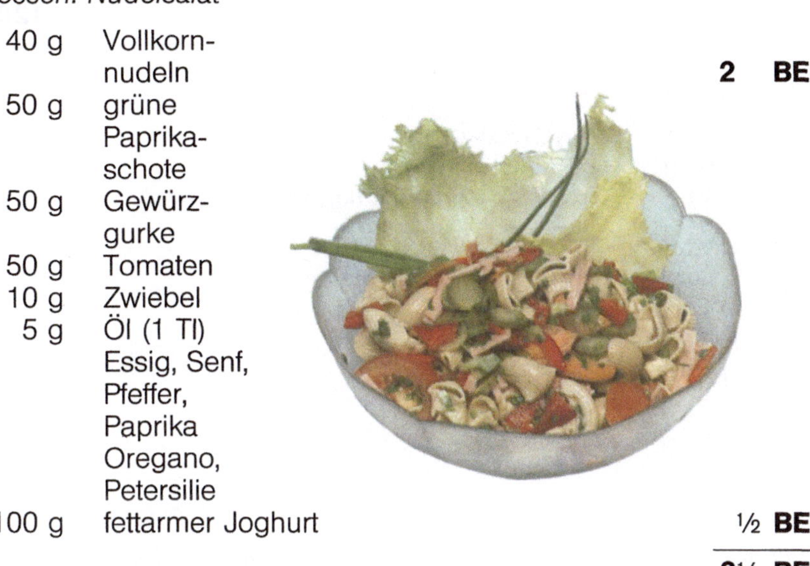

40 g	Vollkorn- nudeln	**2**	**BE**
50 g	grüne Paprika- schote		
50 g	Gewürz- gurke		
50 g	Tomaten		
10 g	Zwiebel		
5 g	Öl (1 Tl) Essig, Senf, Pfeffer, Paprika Oregano, Petersilie		
100 g	fettarmer Joghurt	½	**BE**
		2½	**BE**

Zubereitung: Nudeln in Salzwasser bißfest garen. Paprika in Streifen schneiden. Tomaten achteln, Zwiebel und Gurken in Würfel schneiden, unter die Nudeln mengen. Marinade aus Essig, Öl, Senf, Pfeffer, Paprika, Oregano und Petersilie herstellen und den Nudelsalat damit anmachen.

Spätmahlzeit

30 g	Weizenvollkornbrot	**1**	**BE**
10 g	Halbfettmargarine		
10 g	magerer Schinken		
		1	**BE**

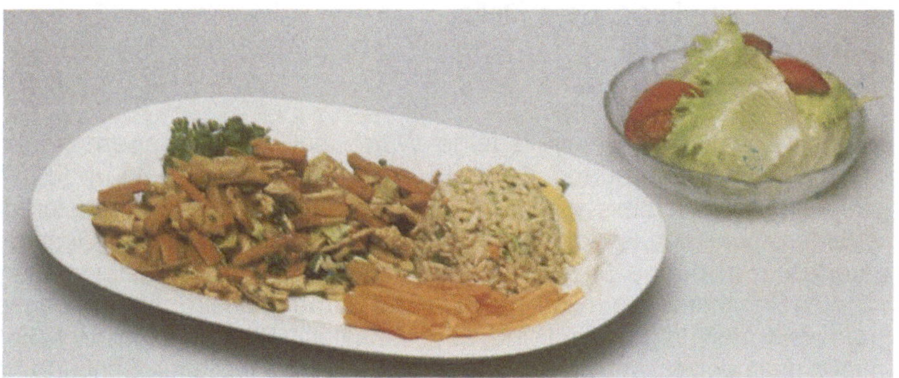

---

4. Tag   1200 kcal

Frühstück

60 g	Roggenvollkornbrot	**2 BE**
10 g	Halbfettmargarine	
20 g	Diabetiker-Konfitüre (kalorienreduziert)	½ **BE**
20 g	Putenbrust	

2½ **BE**

Zwischenmahlzeit

120 g	Mandarinen	**1 BE**
20 g	Edamer 30% F. i. Tr.	
10 g	Knäckebrot	½ **BE**

½ **BE**

Mittagessen: Beef Lindström, Backblechkartoffeln, Blattsalat

80 g	mageres Hackfleisch	
20 g	Magerquark	
10 g	Zwiebel	
30 g	rote Beete, eingelegt	
¼ Tl	Kapern	
½	Eiweiß	
	Pfeffer, Worcestersoße	
1 Prise	Salz	
200 g	Kartoffeln	2½ **BE**
	Paprika, Kümmel	
30 g	Endiviensalat	
30 g	Feldsalat	
5 g	Öl (1 Tl)	
	Essig, Senf, Pfeffer	
1 Prise	Salz	

2½ **BE**

Zubereitung: Rote Beete in feine Würfel schneiden. Kapern hacken, Hackfleisch, Magerquark, Zwiebelwürfel, Kapern, rote Beete und Eiweiß zu einem Fleischteig verkneten. Mit Salz, Pfeffer und Worcestersoße würzen. Zwei Steaks formen und im Backofen oder Grill garen. Geschälte Kartoffeln in dünne Streifen schneiden, auf ein mit Backpapier ausgelegtes Backblech legen, mit Paprika und Kümmel bestreuen und backen, bis die Kartoffeln goldgelb sind. Endiviensalat in Streifen schneiden, Feldsalat dazu geben, mit einer Salatsoße aus Essig, Öl, Pfeffer, Senf und Salz übergießen.

Zwischenmahlzeit

30 g	Weizenvollkornbrot	**1**	**BE**
10 g	Halbfettmargarine		

1   BE

Abendessen: Grünkernsuppe

50 g	Möhren		
50 g	Sellerie		
50 g	Lauch		
5 g	Öl (1 Tl)		
30 g	Grünkern-schrot		
½ Tl	gekörnte Brühe	**1½ BE**	
	Curry, Muskat, Majoran, Schnittlauch		
100 g	Apfel als Nachtisch	**1**	**BE**

2½ BE

Zubereitung: Möhren und Sellerie fein reiben, Lauch in Ringe schneiden. Öl erhitzen, Gemüse darin dünsten. Grünkernschrot dazugeben, mitdünsten. Mit ca. 300 ml Wasser ablöschen. Mit Brühe und Gewürzen abschmecken, fertig garen. Etwas Schnittlauch darüber streuen.

Spätmahlzeit

20 g	Knäckebrot	**1**	**BE**
50 g	körniger Frischkäse 20% F. i. Tr.		

1   BE

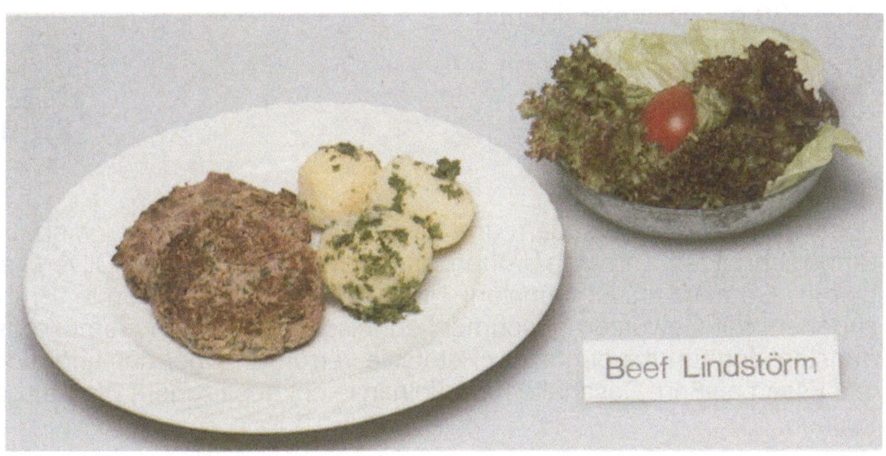

5. Tag 1200 kcal

Frühstück: Müsli

20 g	Haferflocken	1	BE
100 g	Himbeeren	½	BE
250 g	fettarmer Joghurt	1	BE
	Süßstoff		
		2½	**BE**

Zwischenmahlzeit

45 g	Vollkornbrötchen	1½	BE
10 g	Halbfettmargarine		
20 g	Bierschinken		
		1½	**BE**

Mittagessen: Balkan-Fischfilet, Kartoffeln

100 g	Kabeljaufilet		
	Zitronensaft		
1 Prise	Salz		
100 g	grüne Paprikaschote		
50 g	Zwiebeln		
100 g	Tomaten		
10 g	Oliven, grün mariniert		
5 g	Öl (1 Tl)		
½ Tl	gekörnte Brühe		
	Paprika, Pfeffer		
30 g	fettarmer Joghurt		
	Petersilie		
200 g	Kartoffeln	2½	BE
		2½	**BE**

Zubereitung: Fischfilet säuern und salzen. Paprika in Streifen, Zwiebel in Ringe schneiden, Tomaten brühen, abziehen und vierteln, die Oliven halbieren. Gemüse in Öl dünsten. Etwas Wasser und gekörnte Brühe zugeben, mit Gewürzen abschmecken. Fischfilet auf dem Gemüse gar dünsten. Joghurt mit gehackter Petersilie verrühren, über das angerichtete Essen gießen. Geschälte Kartoffeln in leicht gesalzenem Wasser gar kochen.

Zwischenmahlzeit

120 g	Birnen	**1**	**BE**
		1	**BE**

Abendessen: Holländischer Chicoréesalat,   Weizenvollkornbrot

50 g	Chicorée		
50 g	Feldsalat		
100 g	Birnen	¾	**BE**
20 g	Edamer, 30% F. i. Tr.		
5 g	Öl (1 Tl)		
	Zitronensaft, Pfeffer		
1 Prise	Salz		
50 g	Weizenvollkornbrot	1¾	**BE**
10 g	Halbfettmargarine		
		2½	**BE**

Zubereitung: Chicorée in Streifen schneiden, zum Feldsalat geben. Birnen in Scheiben schneiden, Käse in Streifen schneiden, dazu geben. Öl, Zitronensaft, Pfeffer und Salz verrühren und über den Salat gießen.

Spätmahlzeit

30 g	Roggenvollkornbrot	**1**	**BE**
10 g	Halbfettmargarine		
50 g	Möhren		
		1	**BE**

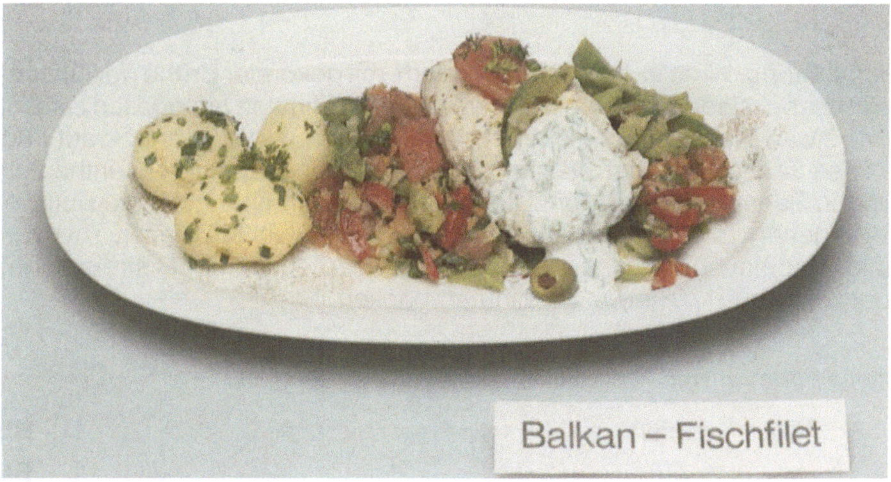

---

6. Tag   **1200 kcal**

Frühstück

60 g	Weizenvollkornbrot	**2**	**BE**
10 g	Halbfettmargarine		
20 g	Diabetiker-Konfitüre (kalorienreduziert)	½	**BE**
20 g	Edamer 30% F.i.Tr.		

                                                            2½ BE

Zwischenmahlzeit

20 g	Knäckebrot	**1**	**BE**
150 g	fettarmer Joghurt	½	**BE**

                                                            1½ BE

Mittagessen: Hirseauflauf mit Bohnen und Tomaten

45 g	Hirse	**2½**	**BE**
1 Msp	gekörnte Brühe		
150 g	grüne Bohnen, frisch oder Tiefkühlkost		
	Bohnenkraut		
1 Prise	Salz		
150 g	Tomaten		
	Pfeffer, Thymian, Knoblauch		
30 g	Edamer, 30% F.i.Tr.		
5 g	Öl (1 Tl)		

                                                            2½ BE

Zubereitung: Hirse in 150 ml kochendem, mit gekörnter Brühe gewürztem Wasser bei niedriger Temperatur etwa 15–20 Minuten ausquellen lassen, evtl. etwas Wasser nachgießen. Grüne Bohnen in mit Bohnenkraut und 1 Prise Salz gewürztem Wasser garen. Tomaten blanchieren, enthäuten und in Scheiben schneiden. Die gegarte Hirse in eine gefettete Auflaufform geben, Bohnen und Tomaten darauf verteilen. Mit Pfeffer, Thymian und Knoblauch würzen. Geriebenen Edamer darüber streuen, im Backofen bei 170° etwa 30 Minuten backen.

Zwischenmahlzeit

100 g	Apfel	**1**	**BE**

                                                            1   BE

Abendessen: Bunter Sauerkrautsalat, Weizenvollkornbrot

1	kleines Ei	
100 g	Sauerkraut	
50 g	Apfel	½ **BE**
30 g	Zwiebel	
50 g	Möhren	
50 g	Tomatenpaprika	
5 g	Öl (1 Tl)	
	Essig, Pfeffer, Kümmel, Schnittlauch	
1 Prise	Salz	
60 g	Weizenvollkornbrot	**2 BE**
10 g	Halbfettmargarine	

2½ BE

Zubereitung: Apfel schälen und grob raspeln. Möhren raspeln. Tomatenpaprika in Streifen schneiden. Sauerkrautsalat mit Essig, Öl, Pfeffer, Kümmel, Salz und Schnittlauch anmachen.

Spätmahlzeit

30 g	Pumpernickel	**1 BE**
10 g	Halbfettmargarine	
30 g	magerer Schinken	
30 g	Gewürzgurke	
50 g	Tomaten	

1 BE

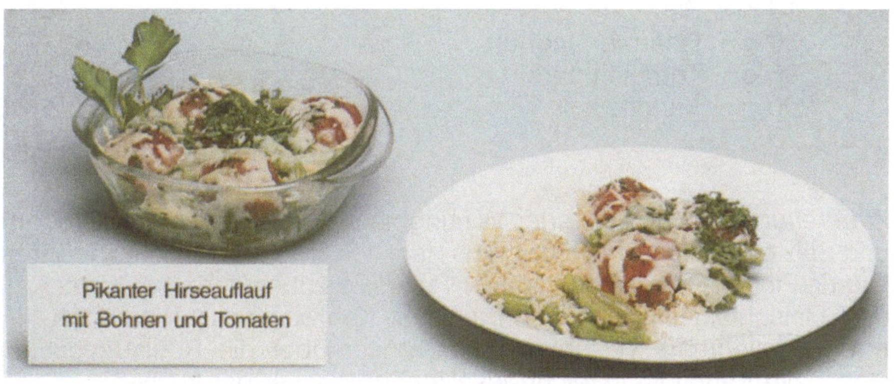

7. Tag   1200 kcal

Frühstück

50 g	Roggenbrot	**2**	**BE**
10 g	Halbfettmargarine		
20 g	Diabetiker-Konfitüre (kalorienreduziert)	½	**BE**
20 g	Bierschinken		
		2½	**BE**

Zwischenmahlzeit: Müsli

10 g	Haferflocken	½	**BE**
125 g	fettarme Milch	½	**BE**
70 g	Pfirsich	½	**BE**
	Süßstoff		
		1½	**BE**

Mittagessen: Krautroulade mit Kartoffeln

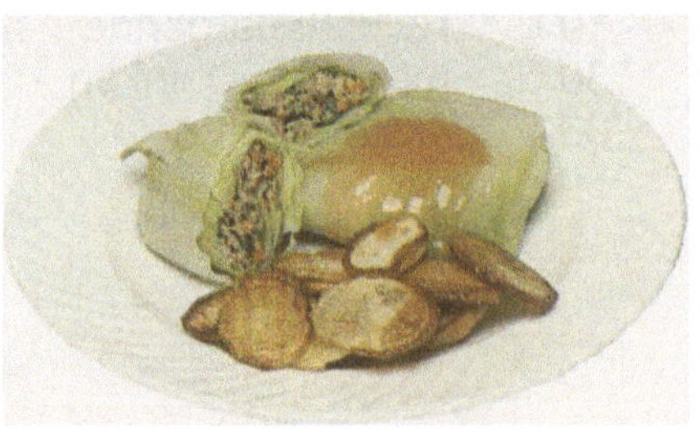

150 g	Weißkraut		
	oder Wirsing		
	Oregano		
1 Prise	Salz		
50 g	Hackfleisch, halb/halb		
30 g	Möhren		
20 g	Magerquark		
	Pfeffer,		
	gehackte		
	Petersilie		
1 Prise	Salz		
30 g	fettarmer Joghurt		
30 g	Tomatenmark		
200 g	Kartoffeln	**2½**	**BE**
		2½	**BE**

Zubereitung: Weißkraut- oder Wirsingblätter blanchieren, mit Oregano und Salz bestreuen. Fleischteig aus Hackfleisch, feingeriebenen Möhren, Quark, Pfeffer, Salz und gehackter Petersilie zubereiten. Krautblätter mit dem Fleischteig füllen, aufrollen, in etwas Kohlwasser schmoren. Joghurt und Tomatenmark verrühren, als Garnitur über die Roulade gießen. Geschälte Kartoffeln in leicht gesalzenem Wasser gar kochen.

Zwischenmahlzeit

20 g	Diabetiker-Mürbegebäck	**1**	**BE**
		1	**BE**

Abendessen: Broccolisalat, Vollkornbrötchen

150 g	Broccoli		
etwas	Zitronensaft		
	Muskat		
1 Prise	Salz		
5 g	Öl (1 Tl)		
½ Tl	Senf		
	Essig, Knoblauchpulver, gehackte Petersilie		
75 g	Vollkornbrötchen	**2½**	**BE**
10 g	Halbfettmargarine		
		2½	**BE**

Zubereitung: Broccoli in mit Zitronensaft, Muskat und Salz gewürztem Wasser garen. Aus Öl, Senf, Essig, Knoblauchpulver und gehackter Petersilie eine Salatsoße bereiten und über den Broccoli gießen.

Spätmahlzeit

30 g	Pumpernickel	**1**	**BE**
20 g	Camembert, 30% F.i.Tr.		
50 g	Tomaten		
		1	**BE**

1500 kcal / 6300 kJ Diabeteskost / 15 BE

Standardplan

Kohlenhydrate	50%	182 g
Fett	30–35%	48–56 g
Eiweiß	10–17%	37–62 g

			g KH	BE

1. Frühstück

	65 g	Mischbrot	30	2,5
oder	75 g	Vollkornbrot		
	10 g	Halbfettmargarine	–	
	20 g	Diabetiker-Konfitüre	12	1,0
	40 g	Speisequark 20% F. i.Tr.	–	
oder	30 g	magerer Schinken		
oder	20 g	Käse 20–30% F. i.Tr.		
oder	1	Ei (nur 2mal/Woche)		
		Kaffee oder Tee mit Süßstoff		

2. Frühstück

| | 150 g | fettarmer Joghurt/Milch | 7 | 0,5 |
| | 100 g | Obst (Apfel, Birne, Pfirsich) | 13 | 1,0 |

Mittagessen

	100 g	mageres Fleisch	–	–
oder	100 g	Hühnerfleisch		
oder	150 g	Fischfilet		
	280 g	Kartoffeln	42	3,5
oder	55 g	Reis (roh)		
oder	60 g	Teigwaren (roh)		
	200–300 g	Gemüse/Salat	(10)	–
	10 g	Öl (2 Tl)	–	

Nachmittag

| | 150 g | Apfel/Birne | 20 | 1,5 |

			g KH	BE

Abendessen

	75 g	Mischbrot	36	3,0
oder	90 g	Vollkornbrot		
	10 g	Halbfettmargarine	–	
	30 g	fettarme Wurst	–	
oder	30 g	Käse 20–30% F. i. Tr.		
	150 g	Salat (je nach Jahreszeit)	(5)	–
	5 g	Öl (1 Tl)	–	

Spätmahlzeit

	30 g	Vollkornbrot	12	1,0
oder	25 g	Mischbrot		
	10 g	Halbfettmargarine	–	
	40 g	Speisequark 20% F. i. Tr.	–	
	100 g	Gemüse (Tomaten, Gurke)	(3)	–
	100 g	Obst	13	1,0
			185	**15,0**
			(+18)	

dazu 1,5 bis 2 Liter kalorienfreie Getränke

1. Tag   1500 kcal

Frühstück

65 g	Roggenmischbrot	2½ BE
10 g	Diätmargarine	
20 g	Diabetiker-Konfitüre	1 BE
20 g	Bierschinken	
		3½ BE

Zwischenmahlzeit

130 g	Orange oder Orangensaft	1 BE
150 g	fettarmer Joghurt	½ BE
		1½ BE

Mittagessen: Passauer Kohlgericht, Birne

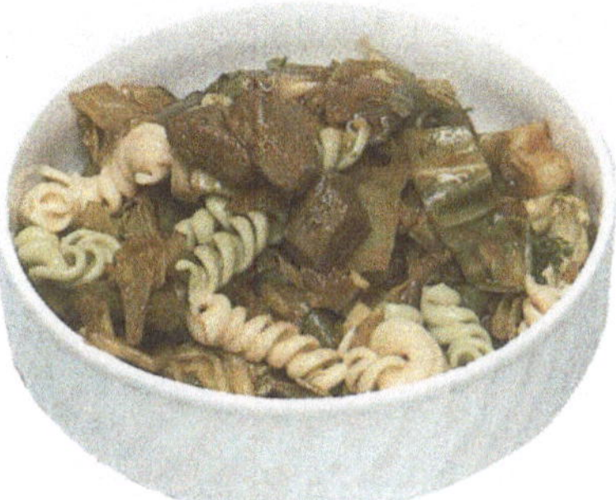

80 g	mageres Rindfleisch	
10 g	Öl (2 Tl)	
30 g	Zwiebel	
	Pfeffer	
½ Tl	gekörnte Brühe	
100 g	Weißkraut	
100 g	grüne Bohnen	
	(frisch	
	oder tiefgekühlt)	
	Kümmel	
	Knoblauch	
	(frisch oder Pulver)	
	Lorbeerblatt	
	Bohnenkraut	
1 Prise	Salz	
50 g	Vollkornnudeln	2½ BE
	gehackte Petersilie	
120 g	Birne als Nachtisch	1 BE
		3½ BE

Zubereitung: Rindfleisch in Würfel schneiden, in Öl anbraten, gewürfelte Zwiebeln dazugeben, kurz mitschmoren, würzen und mit Wasser ablöschen. Wenn das Fleisch halbgar ist, feingehobelten Weißkohl und Bohnen zugeben, nochmals würzen, ca. 8 Minuten garen. Nudeln bißfest kochen, zum Eintopf geben und mit Petersilie bestreuen.

Zwischenmahlzeit: Buttermilchsuppe

100 g	Himbeeren (frisch oder tiefgekühlt)	½ **BE**
50 ml	Wasser	
5 g	Weizenvollkornmehl (1 Tl)	
100 ml	Buttermilch	½ **BE**
	Zitronensaft, Zimt, Süßstoff	
10 g	Knäckebrot oder Vollkornzwieback	½ **BE**
		1½ **BE**

Zubereitung: Himbeeren mit Wasser aufkochen. Mehl mit 2–3 El Wasser verrühren, in die Himbeeren einrühren, Buttermilch dazugießen und abschmecken. Die Buttermilchsuppe kann sowohl heiß als auch kalt gegessen werden.

Abendessen: Käseschnitte spanische Art

30 g	Zwiebel	
5 g	Öl (1 Tl)	
80 g	grüne Paprikaschote	
80 g	Tomaten	
	Pfeffer, Muskat, Oregano, Knoblauch	
1 Prise	Salz	
40 g	Edamer 30% F. i. Tr.	
90 g	Weizen- oder Hafervollkornbrot	3 **BE**
1	Olive	
		3 **BE**

Zubereitung: Zwiebel in Würfel schneiden, in Öl glasig dünsten. Paprikaschote in kleine Würfel, Tomaten in etwas größere Würfel schneiden, beides zu den Zwiebeln geben, kurz mitdünsten und abschmecken. Käse in kleine Würfel schneiden oder grob raspeln und unter die Gemüsemasse heben. Brot toasten, mit der Käsemischung bestreichen und im Ofen oder Grill überbacken. Olive in Scheiben schneiden, Toastbrot damit garnieren und auf einem Salatblatt anrichten.

Spätmahlzeit

50 g	Weizenmischbrot	2 **BE**
10 g	Halbfettmargarine	
50 g	Gurkenscheiben	
		2 **BE**

2. Tag   1500 kcal

Frühstück

50 g	Mehrkornbrötchen	**2**	**BE**
10 g	Vollkornzwieback oder Knäckebrot	**½**	**BE**
10 g	Diätmargarine		
20 g	Diabetiker-Konfitüre	**1**	**BE**
50 g	körniger Frischkäse 20% F. i. Tr.		
		3½	**BE**

Zwischenmahlzeit

150 g	Diät-Fruchtjoghurt	**1**	**BE**
10 g	Knäckebrot	**½**	**BE**
		1½	**BE**

Mittagessen:
Frische Champignons in Kräutersoße, Grünkern, Beerenfrüchte

200 g	frische Champignons	
30 g	Zwiebeln	
5 g	Öl (1 Tl)	
10 g	Weizenvollkornmehl (1 El)	**½ BE**
½ Tl	gekörnte Brühe	
	Pfeffer, Curry	
etwas	Zitronensaft	
1 Prise	Salz,	
	gemischte	
	Kräuter,	
	z. B. Petersilie	
	Schnittlauch,	
	Dill	
10 g	Sahne (1 El)	
50 g	Grünkern	**2½ BE**
30 g	Zwiebeln	
50 g	Möhren	
½ Tl	gekörnte Brühe	
	Majoran, Pfeffer, Muskat	
5 g	Öl (1 Tl)	
100 g	Beerenfrüchte zum Nachtisch	**½ BE**
	(z. B. Erdbeeren)	
		3½ BE

Zubereitung: Champignons blättrig schneiden, gewürfelte Zwiebeln in Öl andünsten, Pilze zugeben, kurz mitdünsten. Mehl darüberstäuben, mit etwas Wasser ablöschen, würzen und ca. 5 Minuten bei schwacher Hitze

garen. Mit Sahne und Kräutern verfeinern. Grünkern am Vortag einweichen. Zwiebel und Möhren in kleine Würfel schneiden, mit dem Grünkern kurz dünsten, ca. 150 ml Wasser zugeben, würzen und bei schwacher Hitze etwa 15–20 Minuten (bei nicht vorher eingeweichtem Grünkern
45 Minuten!) garen.

Zwischenmahlzeit: Fruchtsalat

130 g	Orange	**1 BE**
50 g	Apfel	½ **BE**
	Zitronensaft, Ingwerpulver, Süßstoff	
		1½ **BE**

Zubereitung: Orange und Apfel in kleine Spalten schneiden und
abschmecken.

Abendessen: Badischer Fleischsalat, Roggenvollkornbrot

40 g	kalter Braten	
30 g	Zwiebel	
50 g	Apfel	½ **BE**
50 g	Möhren	
5 g	Öl (1 Tl)	
50 g	fettarmer Joghurt	
	Pfeffer, Schnittlauch	
1 Prise	Salz	
1 Spur	Senf	
1 Msp	Meerrettich	
75 g	Roggenvollkornbrot	2½ **BE**
10 g	Halbfettmargarine	
50 g	Gewürzgurken	
		3 **BE**

Zubereitung: Bratenfleisch in Streifen schneiden. Zwiebel und Apfel
würfeln. Möhren garen und ebenfalls in Würfel oder Scheiben schneiden.
Aus Joghurt, Öl, Gewürzen eine Salatsoße zubereiten. Zutaten vermengen, nochmals abschmecken. Fleischsalat mit Gewürzgurke auf
Salatblatt anrichten, mit Schnittlauch bestreuen. Brot mit Margarine bestreichen.

Spätmahlzeit

50 g	Weizenmischbrot	**2 Be**
20 g	Tilsiter 30% F. i. Tr.	
50 g	Tomaten	
		2 **BE**

3. Tag	**1500 kcal**

Frühstück: Müsli

20 g	Haferflocken	**1**	**BE**
100 g	Apfel	**1**	**BE**
60 g	Orange	**½**	**BE**
250 ml	fettarme Milch	**1**	**BE**
5 g	Kokosraspel		
	Süßstoff		
		3½	**BE**

Zwischenmahlzeit

40 g	Roggenbrot	**1½**	**BE**
50 g	körniger Frischkäse 20% F i. Tr.		
50 g	Tomaten		
		1½	**BE**

Mittagessen: Fruchtiges Putenschnitzel, Naturreis

80 g	Putenschnitzel		
100 g	Möhren		
50 g	Lauch		
50 g	Apfel	**½**	**BE**
5 g	Öl (1 Tl)		
	Curry, Chinagewürz, Pfeffer		
1 Prise	Salz		
45 g	Naturreis	**3**	**BE**
1 Msp	gekörnte Brühe		
		3½	**BE**

Zubereitung: Putenschnitzel in Streifen, Möhren in dünne Scheiben, Lauch in Ringe und Apfel in Scheiben schneiden. Fleisch in Öl anbraten, Gemüse und Apfel kurz mitdünsten. Mit Gewürzen abschmecken. Naturreis in ca. 100–150 ml Wasser kochen, mit gekörnter Brühe abschmecken.

Zwischenmahlzeit: Fruchtsalat

130 g	Orange	**1**	**BE**
10 g	Knäckebrot	**½**	**BE**
		1½	**BE**

Abendessen: Nudelsalat, Weizenvollkornbrot

40 g	Vollkorn-nudeln	**2**	**BE**
50 g	grüne Paprika-schote		
50 g	Gewürz-gurke		
50 g	Tomaten		
10 g	Zwiebel		
5 g	Öl (1 Tl)		
	Essig, Senf, Pfeffer, Paprika Oregano, Petersilie		
30 g	Weizenvollkornbrot	**1**	**BE**
10 g	Diätmargarine		
		3	**BE**

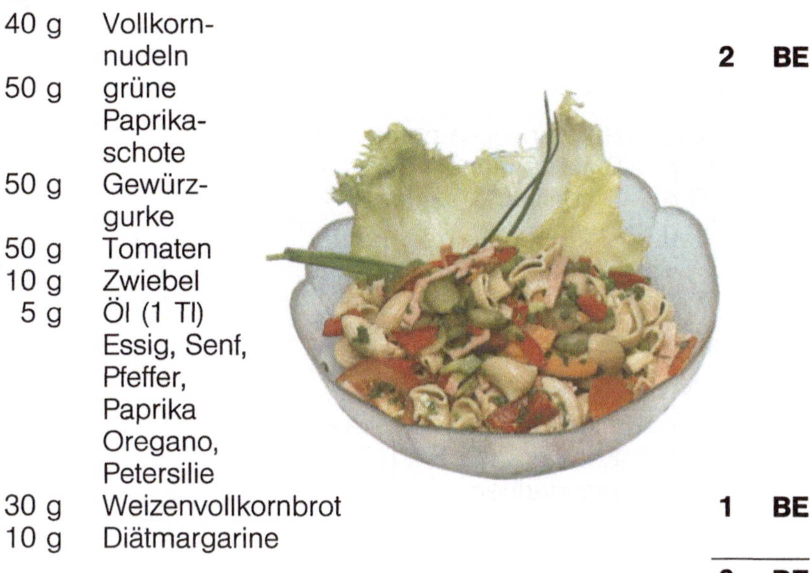

Zubereitung: Nudeln in Salzwasser bißfest garen. Paprika in Streifen schneiden. Tomaten achteln, Zwiebel und Gurken in Würfel schneiden, unter die Nudeln mengen. Marinade aus Essig, Öl, Senf, Pfeffer, Paprika, Oregano und Petersilie herstellen und den Nudelsalat damit anmachen.

Spätmahlzeit

60 g	Pumpernickel	**2**	**BE**
10 g	Diätmargarine		
20 g	Camembert 30% F. i. Tr.		
		2	**BE**

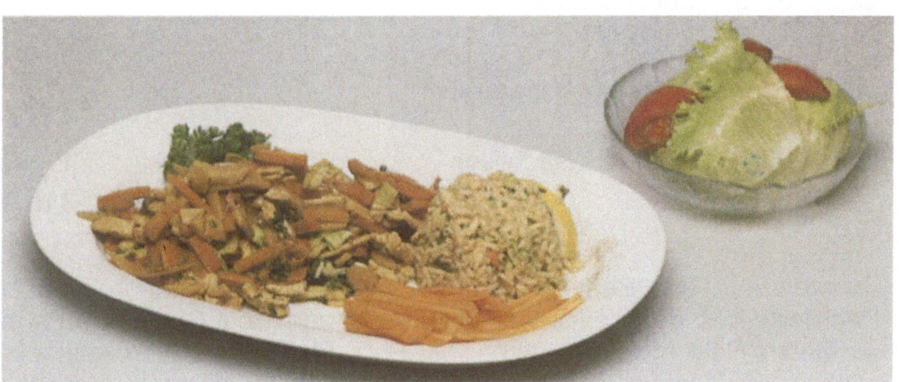

---

4. Tag **1500 kcal**

Frühstück

75 g	Roggenvollkornbrot	**2½ BE**
10 g	Diätmargarine	
20 g	Diabetiker-Konfitüre	**1 · BE**
20 g	Putenbrust	
		3½ BE

Zwischenmahlzeit

10 g	Knäckebrot	**½ BE**
5 g	Diätmargarine	
20 g	Edamer 30% F. i. Tr.	
120 g	Mandarinen	**1 BE**
		1½ BE

Mittagessen: Beef Lindström, Backblechkartoffeln, Blattsalat, Apfel

80 g	mageres Hackfleisch	
20 g	Magerquark	
10 g	Zwiebel	
30 g	rote Beete, eingelegt	
¼ Tl	Kapern	
½	Eiweiß	
	Pfeffer, Worcestersoße	
1 Prise	Salz	
200 g	Kartoffeln	**2½ BE**
	Paprika, Kümmel	
30 g	Endiviensalat	
30 g	Feldsalat	
5 g	Öl (1 Tl)	
	Essig, Senf, Pfeffer	
1 Prise	Salz	
100 g	Apfel als Nachtisch	**1 BE**
		3½ BE

Zubereitung: Rote Beete in feine Würfel schneiden. Kapern hacken, Hackfleisch, Magerquark, Zwiebelwürfel, Kapern, rote Beete und Eiweiß zu einem Fleischteig verkneten. Mit Salz, Pfeffer und Worcestersoße würzen. Zwei Steaks formen und im Backofen oder Grill garen. Geschälte Kartoffeln in dünne Streifen schneiden, auf ein mit Backpapier aufgelegtes Backblech legen, mit Paprika und Kümmel bestreuen und backen, bis die Kartoffeln goldgelb sind. Endiviensalat in Streifen schneiden, Feldsalat dazu geben, mit einer Salatsoße aus Essig, Öl, Pfeffer, Senf und Salz übergießen.

Zwischenmahlzeit

30 g	Weizenvollkornbrot	**1**	**BE**
20 g	Bierschinken		
		1	**BE**

Abendessen: Grünkernsuppe, Orangensaft

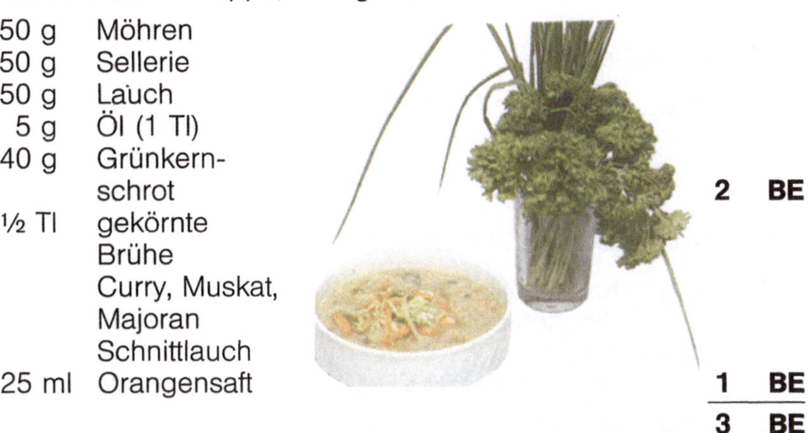

50 g	Möhren		
50 g	Sellerie		
50 g	Lauch		
5 g	Öl (1 Tl)		
40 g	Grünkern-schrot		
½ Tl	gekörnte Brühe	**2**	**BE**
	Curry, Muskat, Majoran		
	Schnittlauch		
125 ml	Orangensaft	**1**	**BE**
		3	**BE**

Zubereitung: Möhren und Sellerie fein reiben, Lauch in Ringe schneiden. Öl erhitzen, Gemüse darin dünsten. Grünkernschrot dazugeben, mitdünsten. Mit ca. 300 ml Wasser ablöschen. Mit Brühe und Gewürzen abschmecken, fertig garen. Etwas Schnittlauch darüber streuen.

Spätmahlzeit

60 g	Weizenvollkornbrötchen	**2**	**BE**
50 g	Gurke		
		2	**BE**

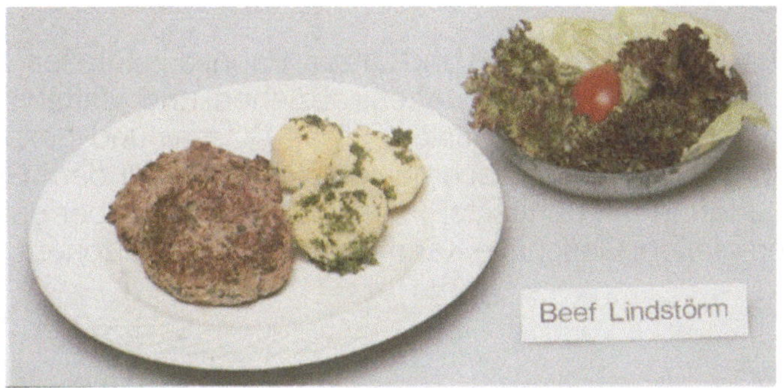

5. Tag   1500 kcal

Frühstück: Müsli

20 g	Haferflocken	**1**	**BE**
100 g	Himbeeren	**½**	**BE**
250 g	fettarmer Joghurt	**1**	**BE**
	Süßstoff		
25 g	Roggenbrot	**1**	**BE**
5 g	Diätmargarine		
		3½	**BE**

Zwischenmahlzeit

25 g	Diabetiker Mürbekekse	**1½**	**BE**
	oder ein Vollkornbrötchen		
		1½	**BE**

Mittagessen: Balkan-Fischfilet, Kartoffeln

80 g	Kabeljaufilet		
	Zitronensaft		
1 Prise	Salz		
100 g	grüne Paprikaschote		
50 g	Zwiebeln		
100 g	Tomaten		
10 g	Oliven, grün mariniert		
100 g	Erbsen (Dose)	**1**	**BE**
5 g	Öl (1 Tl)		
½ Tl	gekörnte Brühe		
	Paprika, Pfeffer		
30 g	fettarmer Joghurt		
	Petersilie		
200 g	Kartoffeln	**2½**	**BE**
		3½	**BE**

Zubereitung: Fischfilet säuern und salzen. Paprika in Streifen, Zwiebeln in Ringe schneiden, Tomaten brühen, abziehen und vierteln, die Oliven halbieren. Gemüse in Öl dünsten. Etwas Wasser und gekörnte Brühe zugeben, mit Gewürzen abschmecken. Fischfilet auf dem Gemüse gar dünsten. Joghurt mit gehackter Petersilie verrühren, über das angerichtete Essen gießen. Geschälte Kartoffeln in leicht gesalzenem Wasser gar kochen.

Zwischenmahlzeit

    150 g   Äpfel   **1½ BE**

                          1½ BE

Abendessen: Holländischer Chicoréesalat, Weizenvollkornbrot

50 g	Chicorée	
50 g	Feldsalat	
100 g	Birnen	**¾ BE**
20 g	Edamer, 30% F. i. Tr.	
5 g	Öl (1 Tl)	
	Zitronensaft, Pfeffer	
1 Prise	Salz	
65 g	Weizenvollkornbrot	**2¼ BE**
10 g	Diätmargarine	

                          3½ BE

Zubereitung: Chicorée in Streifen schneiden, zum Feldsalat geben. Birnen in Scheiben schneiden, Käse in Streifen schneiden, dazugeben. Öl, Zitronensaft, Pfeffer und Salz verrühren und über den Salat gießen.

Spätmahlzeit

60 g	Roggenvollkornbrot	**2 BE**
10 g	Diätmargarine	
50 g	Möhren	

                          2 BE

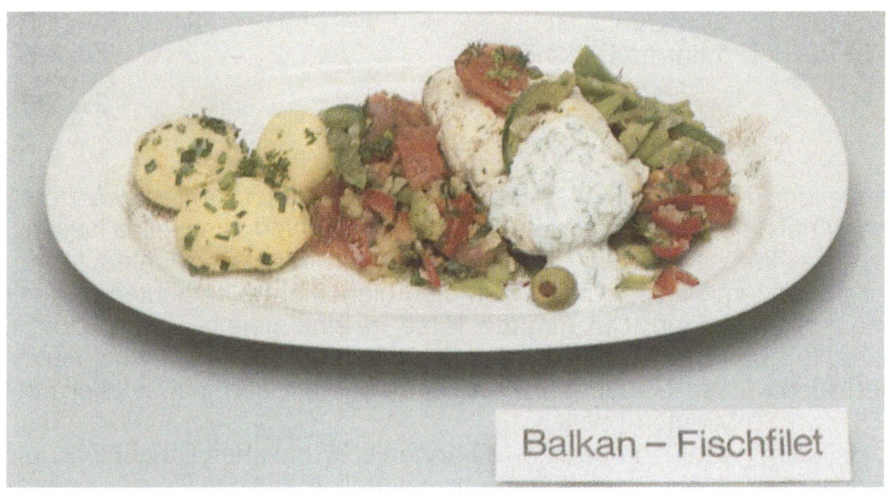

6. Tag   1500 kcal

Frühstück

75 g	Weizenvollkornbrot	**2½ BE**
10 g	Diätmargarine	
20 g	Diabetiker-Konfitüre	**1 BE**
20 g	Edamer 30% F. i. Tr.	
		3½ BE

Zwischenmahlzeit

20 g	Knäckebrot	**1 BE**
150 g	·fettarmer Joghurt	**½ BE**
		1½ BE

Mittagessen: Hirseauflauf mit Bohnen und Tomaten,
*   Orange mit Dickmilch*

45 g	Hirse	**2½ BE**
1 Msp	gekörnte Brühe	
150 g	grüne Bohnen, frisch oder Tiefkühlkost	
	Bohnenkraut	
1 Prise	Salz	
150 g	Tomaten	
	Pfeffer, Thymian, Knoblauch	
30 g	Edamer, 30% F. i. Tr.	
5 g	Öl (1 Tl)	
60 g	Orange	**½ BE**
150 g	fettarme Dickmilch	**½ BE**
		2½ BE

Zubereitung: Hirse in 100 ml kochendem, mit gekörnter Brühe gewürztem
Wasser bei niedriger Temperatur etwa 15–20 Minuten ausquellen lassen,
evtl. etwas Wasser nachgießen. Grüne Bohnen in mit Bohnenkraut und
Salz gewürztem Wasser garen. Tomaten blanchieren, enthäuten und in
Scheiben schneiden. Die gegarte Hirse in eine gefettete Auflaufform
geben, Bohnen und Tomaten darauf verteilen. Mit Pfeffer, Thymian und
Knoblauch würzen. Geriebenen Edamer darüberstreuen, im Backofen bei
170° etwa 30 Minuten backen.
Dickmilch mit wenig Zimt würzen, Orangen in Würfelchen schneiden, auf
Glasteller anrichten, Dickmilch darüber verteilen.

Zwischenmahlzeit

| 25 g | Diabetiker Müslikekse
oder ein Vollkornbrötchen | 1½ **BE** |

1½ **BE**

Abendessen: Bunter Sauerkrautsalat, Weizenvollkornbrot

100 g	Sauerkraut	
50 g	Apfel	½ **BE**
30 g	Zwiebeln	
50 g	Möhren	
50 g	Tomatenpaprika	
5 g	Öl (1 Tl)	
	Essig, Pfeffer, Kümmel, Schnittlauch	
1 Prise	Salz	
75 g	Weizenvollkornbrot	2½ **BE**
10 g	Halbfettmargarine	

3   **BE**

Zubereitung: Apfel schälen und grob raspeln. Möhren raspeln. Tomaten-paprika in Streifen schneiden. Sauerkrautsalat mit Essig, Öl, Pfeffer, Kümmel, Salz und Schnittlauch anmachen.

Spätmahlzeit

25 g	Roggenbrot	1 **BE**
10 g	Diätmargarine	
120 g	Mandarinen	1 **BE**

2   **BE**

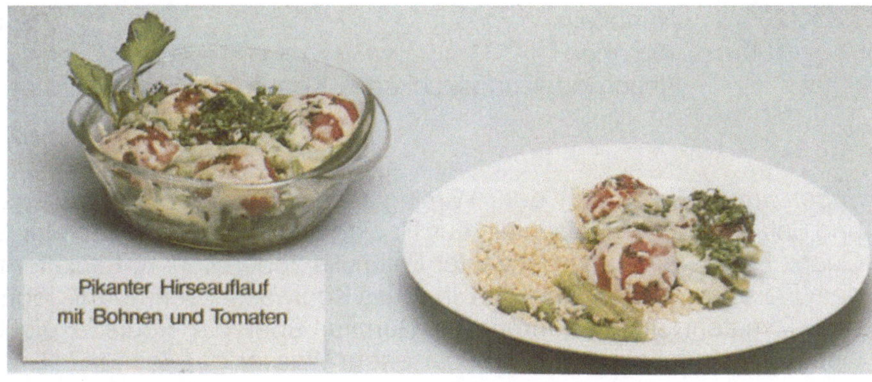

7. Tag   1500 kcal

Frühstück

65 g	Roggenbrot	2½ **BE**
10 g	Diätmargarine	
20 g	Diabetiker-Konfitüre	1 **BE**
20 g	Bierschinken	
		3½ **BE**

Zwischenmahlzeit: Müsli

10 g	Haferflocken	½ **BE**
125 g	fettarme Milch	½ **BE**
70 g	Pfirsiche	½ **BE**
	Süßstoff	
		1½ **BE**

Mittagessen: Krautroulade mit Kartoffeln, Kirschen

150 g	Weißkraut	
	oder Wirsing	
	Oregano	
1 Prise	Salz	
50 g	Hackfleisch,	
	halb/halb	
30 g	Möhren	
20 g	Magerquark	
	Pfeffer,	
	gehackte	
	Petersilie	
1 Prise	Salz	
30 g	fettarmer Joghurt	
30 g	Tomatenmark	
200 g	Kartoffeln	2½ **BE**
100 g	Kirschen	
	(frisch oder ungezuckertes Kompott)	1 **BE**
		3½ **BE**

Zubereitung: Weißkraut- oder Wirsingblätter blanchieren, mit Oregano und Salz bestreuen. Fleischteig aus Hackfleisch, feingeriebenen Möhren, Quark, Pfeffer, Salz und gehackter Petersilie zubereiten. Krautblätter mit dem Fleischteig füllen, aufrollen, in etwas Kohlwasser schmoren. Joghurt und Tomatenmark verrühren, als Garnitur über die Roulade gießen. Geschälte Kartoffeln in leicht gesalzenem Wasser gar kochen.

Zwischenmahlzeit

25 g	Diabetiker-Mürbegebäck	**1½ BE**
		1½ BE

Abendessen: Broccolisalat, Vollkornbrötchen, Apfel

150 g	Broccoli	
etwas	Zitronensaft	
	Muskat	
1 Prise	Salz	
5 g	Öl (1 Tl)	
½ Tl	Senf	
	Essig, Knoblauchpulver, gehackte Petersilie	
60 g	Vollkornbrötchen	**2 BE**
10 g	Diätmargarine	
100 g	Apfel (oder Birne)	**1 BE**
		3 BE

Zubereitung: Broccoli in mit Zitronensaft, Muskat und Salz gewürztem Wasser garen. Aus Öl, Senf, Essig, Knoblauchpulver und gehackter Petersilie eine Salatsoße bereiten und über den Broccoli gießen.

Spätmahlzeit

40 g	Pumpernickel	**1½ BE**
20 g	Putenwurst	
50 g	Apfel	**½ BE**
		2 BE

3.3 Behandlung mit Medikamenten

Behandlung mit Tabletten

Wenn Gewichtsabnahme und richtige Kost den Blutzucker nicht ausreichend senken, können blutzuckersenkende Medikamente eingesetzt werden. Die am häufigsten eingesetzten Medikamente bei der Behandlung des Altersdiabetes sind die Sulfonylharnstoffe. Die anderen, z. Zt. verfügbaren Medikamente zur Blutzuckersenkung sind entweder weniger wirksam oder sie haben mehr Nebenwirkungen. Sie werden deshalb erst in zweiter Linie eingesetzt.

Für alle Medikamente gilt: Sie ersetzen nicht die Diabeteskost und die Gewichtsabnahme, sondern sie *ergänzen* sie. Wenn die Kostzusammenstellung nachlässig ist und das Übergewicht weiterbesteht, ist die Wirkung der Medikamente schlecht. Viele Altersdiabetiker, die wegen einer ungenügenden Blutzuckereinstellung unter Tablettentherapie auf Insulin umgestellt werden müssen, könnten weiter mit Tabletten behandelt werden, wenn sie sorgfältiger auf Diät und Gewicht achteten.

Sulfonylharnstoffe

Die am häufigsten eingesetzten Medikamente gehören zur Gruppe der *Sulfonylharnstoffe*. Das am meisten verwendete Medikament dieser Gruppe ist **Glibenclamid®**, das unter diesem und einer Reihe anderer Namen im Handel ist (**Euglucon®, Gluconorm®, Glucoreduct®, Glycolande®**). Andere Medikamente dieser Gruppe sind **Glutril®, Pro-Diaban®** und **Glurenorm®**.

Diese Medikamente steigern die Insulinfreisetzung aus der Bauchspeicheldrüse. Sie wirken deshalb nur, solange die Bauchspeicheldrüse noch Insulin herstellen kann. Das ist bei den meisten Typ-II-Diabetikern der Fall. Bei einem kleineren Teil der Typ-II-Diabetiker und bei wahrscheinlich allen Typ-I-Diabetikern sind die insulinproduzierenden Zellen in der Bauchspeicheldrüse so stark geschädigt, daß auch mit den Tabletten keine ausreichende Insulinfreisetzung mehr zu erreichen ist. Diese Diabetiker müssen dann Insulin spritzen. Daneben sollen Sulfonylharnstoffe die Insulinempfindlichkeit der Zellen erhöhen.

Die verschiedenen Sulfonylharnstoffe unterscheiden sich in ihrer Wirkungsstärke und Wirkungsdauer. Durch Bestimmung des *Blutzuckertagesprofils* wird entschieden, welches Medikament in welcher Dosis eingesetzt wird.

Wie bei jedem anderen Medikament besteht auch bei den Sulfonylharnstoffen die Möglichkeit von Nebenwirkungen. Glücklicherweise ist dies nur selten der Fall. Die wichtigsten Nebenwirkungen sind Unterzuckerungen (s. u.), Hautausschläge, Blutbildveränderungen, Appetitlosigkeit

und leichtes Unwohlsein. Die Wirkung anderer Medikamente kann verstärkt oder abgeschwächt werden. Andererseits kann die blutzuckersenkende Wirkung von Sulfonylharnstoffen durch die gleichzeitige Einnahme von anderen Medikamenten, z. B. von bestimmten Schmerzmitteln, verstärkt werden. *Sie sollten sich darüber von Ihrem Arzt beraten lassen.*
Die wichtigste Komplikation der blutzuckersenkenden Mittel ist die Unterzuckerung *(Hypoglykämie)*, d. h. der zu starke Blutzuckerabfall. Die normale Regulation der Insulinfreisetzung sorgt dafür, daß keine Unterzuckerung entsteht. Wenn der Blutzucker abfällt, wird die Freisetzung des Insulins aus der Bauchspeicheldrüse gebremst, der Insulinspiegel fällt wieder ab. Weniger Insulin im Blut verringert die Zuckeraufnahme aus dem Blut in die Zellen, dadurch wird der Blutzuckerabfall aufgehalten. Die Sulfonylharnstoffe jedoch stören diese Regulation. Sie können die Insulinfreisetzung steigern, auch wenn schon ein niedriger Blutzuckerspiegel besteht.

Biguanide

Eine weitere Gruppe von blutzuckersenkenden Mitteln sind die *Biguanide.* Das einzige Medikament aus dieser Gruppe, das zur Zeit bei uns verwendet wird, heißt **Glucophage retard**®. Der Wirkungsmechanismus der Biguanide läßt sich nicht sicher angeben. Es gibt Hinweise dafür, daß sie die Zuckeraufnahme aus dem Darm verlangsamen, die Empfindlichkeit der Zellen auf Insulin erhöhen und die Zuckerfreisetzung aus der Leber vermindern.
Die Wirkung von Glucophage auf den Blutzuckerspiegel ist schwächer als die der Sulfonylharnstoffe. Deshalb wird bei der Tablettenbehandlung zuerst ein Sulfonylharnstoff eingesetzt. Wenn damit keine ausreichende Wirkung zu erzielen ist, kann versucht werden, durch zusätzliche Gabe von Glucophage die Wirkung zu verstärken.
Biguanide erzeugen häufiger Nebenwirkungen als Sulfonylharnstoffe. Sie verursachen relativ oft Magen-Darm-Beschwerden wie Appetitlosigkeit, Übelkeit und Durchfall. Wenn Appetitlosigkeit alleine auftritt, kann das eine nützliche Nebenwirkung sein, weil sie bei der Verminderung der Kalorienzufuhr und folglich bei der Gewichtsabnahme hilft.
Biguanide können unter gewissen Umständen den Spiegel der Milchsäure *(Lactat)* ansteigen lassen. Weiterhin gibt es eine Reihe von Erkrankungen, darunter schwere Herz-, Lungen-, Leber- und Nierenkrankheiten, die den Einsatz von Biguaniden verbieten. Weitere Informationen gibt Ihnen Ihr Arzt.
Die mäßige Wirkungsstärke und die größere Nebenwirkungshäufigkeit sind die Hauptgründe dafür, daß die Biguanide seltener eingesetzt werden als die Sulfonylharnstoffe.

Resorptionshemmer

Resorptionshemmer sind Medikamente, die die Aufnahme von Kohlenhydraten aus dem Darm verzögern. Ein Merkmal des Typ-II-Diabetes ist die verzögerte Insulinfreisetzung. Es wurde schon darauf hingewiesen, daß aus diesem Grund die Diabeteskost möglichst wenige schnell ins Blut gehende Kohlenhydrate enthalten sollte. Je langsamer die Kohlenhydrate ins Blut aufgenommen werden, desto geringer wirkt sich die verzögerte Insulinfreisetzung aus, und desto geringer ist der Blutzuckeranstieg nach dem Essen.

Glucotard® besteht aus Guarmehl, das aus einer tropischen Frucht hergestellt wird. Es wird vor dem Essen mit ausreichend Flüssigkeit eingenommen, vermischt sich mit den Nahrungsbestandteilen im Darm und bremst den Zuckereinstrom ins Blut. Damit läßt sich der Blutzuckeranstieg nach dem Essen bremsen, vorausgesetzt, das Medikament wird in ausreichender Menge eingenommen.

Ein weiteres Medikament aus dieser Gruppe ist die **Acarbose**®. Es verlangsamt die Kohlenhydratverdauung, also die Freisetzung von Zucker aus Stärke und anderen Verbindungen.

Beide Medikamente haben den Nachteil, daß sie recht häufig Nebenwirkungen im Magen-Darm-Trakt wie Völlegefühl und Blähungen verursachen, vor allem zu Beginn der Behandlung. Eine Gewichtsreduktion kann allerdings auf diese Weise nicht erreicht werden.

Behandlung mit Insulin

Die Behandlung mit Insulin ist bei allen jugendlichen Diabetikern unumgänglich. Außerdem muß jede Frau, bei der in der Schwangerschaft ein Diabetes festgestellt wird, der mit Diät allein nicht ausreichend zu behandeln ist, Insulin erhalten.

Auch ein Teil der Altersdiabetiker, deren Bauchspeicheldrüse sich erschöpft hat und zu wenig Insulin produziert, muß sich Insulin spritzen. Dies ist vor allem der Fall, wenn die Bauchspeicheldrüse lange Zeit durch schlechte Blutzuckerwerte überanstrengt wurde. Man spricht dann von einem *Sekundärversagen.* Je konsequenter Sie auf Ihre Diät und Ihr Gewicht achten, desto länger können Sie diesen Zeitpunkt hinausschieben.

Auch Insulin ist kein Ersatz für die Diabetesdiät. Sich täglich zweimal eine Spritze geben zu müssen, ist für manche Menschen anfangs ein Problem. Die Umstellung auf Insulin erfolgt meistens stationär im Krankenhaus, dort lernen Sie dann auch die Injektionstechniken und die richtige Dosisanpassung (zu diesen Problemen s. auch „Das Ulmer Diabetiker-ABC – Teil I").

Bei zusätzlichen Erkrankungen – vor allem bei Infektionen – kann es nötig sein, daß vorübergehend Insulin gespritzt werden muß. Wenn die entsprechende Krankheit auskuriert ist, reicht dann oftmals wieder die Behandlung mit Diät und Tabletten.
Manchmal wird die Behandlung mit Insulin und Tabletten auch gemischt. Der Patient erhält morgens eine Tablettendosis und spritzt abends eine kleine Dosis Verzögerungsinsulin. Dadurch hat die Bauchspeicheldrüse Gelegenheit, sich in der Nacht von den Anforderungen des Tages zu erholen. Bei diesem Schema muß jedoch auch die Diät *ganz konsequent* eingehalten werden.

3.4 Körperliche Aktivität

Die praktische Erfahrung zeigt, daß Diabetiker, die sich regelmäßig körperlich betätigen, in der Regel eine bessere Stoffwechseleinstellung erreichen als körperlich Inaktive. Regelmäßige körperliche Betätigung regt auch die Verdauung an und sorgt für körperliches Wohlbefinden. Sportliches Training erhöht auf lange Sicht die Insulinempfindlichkeit der Körperzellen. Es läßt die einzelne Muskelzelle größer werden und lenkt die Nahrungsstoffe in die Muskulatur. Die Fettzellen verkleinern sich.
Regelmäßiges Training hilft daher dabei, Übergewicht abzubauen und das normale Körpergewicht zu halten; es hat einen günstigen Einfluß auf die Blutfette. Davon profitieren sowohl insulinabhängige als auch mit Tabletten und Diät behandelte Diabetiker.
Diese Effekte sind vor allem von Sportarten zu erwarten, die die Ausdauer trainieren, z. B. Laufen, Radfahren, Schwimmen, Wandern und Skilauf. Sportarten, welche hauptsächlich Kraft und Schnelligkeit beanspruchen, z. B. Sprint, Gewichtheben und die technischen Disziplinen der Leichtathletik sind dafür weniger geeignet. Gemischte Sportarten wie Fußball, Handball und Tennis sind ebenfalls günstig, wenn sie *ausdauerbetont* betrieben werden.
Zusätzlich zu den langfristigen Wirkungen hat die körperliche Aktivität auch einen Sofort-Effekt auf den Stoffwechsel. Körperliche Aktivität senkt den Blutzucker. Durch die körperliche Arbeit und die damit verbundene Muskeltätigkeit wird nicht nur Blutzucker als Energielieferant der Muskelzellen verbraucht, sondern auch die Insulinwirkung selbst wird gesteigert. Folglich können intensive oder längere Belastungen zu einer *Unterzuckerung* führen, wenn *gleichzeitig Insulin oder blutzuckersenkende Tabletten* gegeben werden. Jeder mit Medikamenten oder Insulin behandelte Diabetiker sollte also als Vorsichtsmaßnahme bei körperlichen Belastungen Kohlenhydrate in Reichweite haben, um eventuelle Unterzuckerungen rechtzeitig auffangen zu können.

Natürlich hat Sport den größten Einfluß auf den Kalorienverbrauch. Mindestens genauso wichtig ist jedoch die körperliche Aktivität, die man während der übrigen Zeit des Tages praktiziert.
Die verbrauchten Kalorien im Sport und im täglichen Leben werden jedoch im allgemeinen überschätzt.

So verbraucht

Nähen, Flicken	60 kcal/Std
Telefonieren	60 kcal/Std
Autofahren (Landstraße)	60 kcal/Std
Kochen im Stehen	96 kcal/Std
Kleinwäsche im Wachbecken	114 kcal/Std
Spazierengehen	125 kcal/Std
Schuheputzen	126 kcal/Std
Geschirrspülen	156 kcal/Std
Staubsaugen	192 kcal/Std
Autofahren (Stadtverkehr)	192 kcal/Std
Fensterputzen	198 kcal/Std
Radfahren	250 kcal/Std
Wäsche aufhängen	300 kcal/Std
Intensive Gymnastik	300 kcal/Std
Foxtrott tanzen	312 kcal/Std
Tischtennis spielen	318 kcal/Std
Rumba tanzen	342 kcal/Std
Walzer tanzen	420 kcal/Std
Holz sägen	500 kcal/Std

Es gibt viele Möglichkeiten, sich im täglichen Leben mehr Bewegung zu verschaffen, z. B. Treppensteigen statt Aufzugfahren, kleinere Wege zu Fuß oder mit dem Fahrrad zurücklegen anstatt mit dem Auto, nach dem Essen einen Spaziergang machen, anstatt ein Nickerchen. Diese Aktivitäten sind anfangs sicher mit etwas mehr Mühe verbunden. Je regelmäßiger sie ausgeübt werden und je weiter die Gewichtsabnahme fortschreitet, desto leichter fallen sie und desto selbstverständlicher werden sie auch.
Wenn Begleitkrankheiten wie Bluthochdruck, Herzrhythmusstörungen oder Gelenkerkrankungen bestehen, sollte mit dem behandelnden Arzt besprochen werden, welche Sportarten geeignet sind.

4 Als Diabetiker im täglichen Leben

4.1 Soziale Aspekte

Familienleben

Für einen Diabetiker müssen fraglos einige Veränderungen im Familienleben erfolgen, z. B. beim Essen (Diät halten). Aber daß Sie sich an einen bestimmten Speiseplan halten müssen, heißt nicht, daß Sie andere Nahrung zu sich nehmen müssen als Ihre Familie.
Es ist sogar so, daß Ihre Diabeteskost und Ihr Bewegungsprogramm auch für die übrigen Familienmitglieder gesund sind. Ihr Verhalten kann also ein gutes Beispiel für Ihre Famile sein. Sie sollten auch Ihre Familie zu regelmäßigen ärztlichen Untersuchungen anhalten, denn auch Vererbung spielt eine Rolle bei der Entstehung von Typ-II-Diabetes.
Natürlich ist es gerade bei Familienfeiern nicht leicht, den angebotenen Kuchen abzulehnen. Aber die Einstellung „ein kleines Stückchen wird schon nicht schaden" kann Ihre ganze Stoffwechselkontrolle ruinieren. Seien Sie also konsequent, damit es auch Ihre Familienmitglieder sein können.

Berufstätigkeit

Diabetiker können den Schutz des *Schwerbehindertengesetzes* beanspruchen. Nach diesem Gesetz gilt eine Person als schwerbehindert, bei der ein Grad der Behinderung (GdB) von *mehr als 50%* vorliegt. Als schwerbehindert können aber auch Personen eingestuft werden, deren GdB mindestens 30% beträgt und die infolge ihrer Behinderung ohne diese Gleichstellung keinen geeigneten Arbeitsplatz erlangen können. Dieser Gleichstellungsantrag ist beim Arbeitsamt zu stellen.
Die Bewertungskriterien für die Einstufung von Diabetikern richtet sich nach folgenden Anhaltpunkten:

	GdB
● durch Diät allein oder durch Diät und Tabletten gut einstellbar, ohne Spätschäden	0–10%
● mit Diät und Tabletten nicht leicht einstellbar, größere Schwankungen	20%
● mit Insulin und Diät einstellbar, ohne Spätschäden	30%
● mit Insulin schwer einstellbar, starke Schwankungen, Spätschäden	40–60%

Der Vorteil einer Anerkennung als Schwerbehinderter sind Steuerfreibeträge bei lohn- bzw. einkommenssteuerpflichtigen Personen (bei 30% GdB derzeit 660 DM/Jahr, bei 50% GdB 1100 DM/Jahr). Die Anerkennung als Schwerbehinderter kann aber auch empfindliche Nachteile bringen, z. B. auf dem freien Arbeitsmarkt.

Straßenverkehr

Einem gut eingestellten Diabetiker wird bezüglich der Berechtigung, ein Kraftfahrzeug zu führen, keinerlei Beschränkung auferlegt. Sie müssen allerdings in regelmäßigen Abständen Ihre *Sehkraft* beim Augenarzt überprüfen lassen.
Bei Behandlung mit Tabletten und/oder Insulin (jedoch nicht bei Diät allein!) besteht die Gefahr der Unterzuckerung. Da es bei der Unterzuckerung zu Verwirrtheitszuständen mit Bewußtseinstrübung kommen kann, ist eine solche Situation am Steuer lebensgefährlich.

Also, wenn Sie Tabletten einnehmen oder Insulin spritzen:
● Lassen Sie vor dem Autofahren keine Mahlzeiten aus. Essen Sie vor Fahrtantritt lieber 1 BE zuviel als zu wenig. Unterbrechen Sie längere Autofahrten zur Einnahme von Mahlzeiten. Am besten essen Sie alle 1–2 Stunden eine Kleinigkeit. Achten Sie auf ausreichende Pausen.
● In das Handschuhfach gehören Traubenzucker und Diabetiker-Kekse, die Kekse geben den Zucker langsamer ins Blut ab als der Traubenzucker, der sofort ins Blut schießt. Bei den geringsten Anzeichen von Unwohlsein halten Sie sofort an, messen Sie ggf. den Blutzucker (Urinzuckermessung kann keine Unterzuckerung feststellen!).
● Bei den Warnzeichen der Unterzuckerung (Schweißausbruch, Augenflimmern, Schwächegefühl, Händezittern) halten Sie sofort an, essen Sie den Traubenzucker und warten Sie die Wirkung ab.
● Vermeiden Sie längere Nachtfahrten. Behalten Sie Ihren üblichen Tag-Nacht-Rhythmus bei.

Reisen

Sie können ohne weiteres reisen und sogar eine Fernreise machen, wenn Sie sich hinsichtlich der Verpflegung und der Medikamente darauf vorbereiten und beides an Ihren Urlaubs-Tagesplan und an eventuell veränderte Zeitzonen anpassen. Falls Sie im Urlaub Sport oder vermehrte körperliche Bewegung machen wollten (z. B. Wandern), fragen Sie vorher Ihren Arzt, ob Sie Ihre Tablettendosis reduzieren sollen.

Vor Reiseantritt lassen Sie sich von Ihrem Arzt untersuchen und ein Rezept für eine *ausreichende Menge an Medikamenten und Teststreifen* ausstellen. Wenn Sie Insulin spritzen müssen, lassen Sie sich ein *Attest* ausstellen, das Sie als *insulinabhängigen Diabetiker* ausweist, damit Sie am Zoll keine Schwierigkeiten mit den Spritzen und Nadeln bekommen. Nehmen Sie unbedingt Ihren (mehrsprachigen) *Diabetikerausweis* und einen *Auslandskrankenschein* mit.

Wenn Sie ins Ausland reisen, sollten Sie einen ausreichenden *Arzneimittelvorrat* mitnehmen, denn es kann sein, daß Ihr Medikament nicht überall erhältlich ist. Nehmen Sie einen Wochenvorrat mehr als nötig mit, falls es unvorhergesehene Verzögerungen gibt oder Sie sich entschließen, länger zu bleiben.

Bei Flugreisen verstauen Sie Ihre Medikamentenration und Teststreifen für eine Woche im Handgepäck, damit Sie vor Kofferverwechslungen oder anderen Überraschungen geschützt sind.

Buchen Sie lieber Halbpension oder Selbstverpflegung als Vollpension, Sie sind dann unabhängiger und können Ihre Mahlzeiten besser kombinieren. Prägen Sie sich vor der Reise noch einmal die üblichen Portionen Ihrer wichtigsten Nahrungsmittel ein. Vergessen Sie Ihre *BE-Austauschtabelle* nicht!

Lesen Sie schon vor dem Urlaub nach, wieviel BE oder Kalorien eine Portion Moussaka, Lasagne oder Paella etc. haben. Da im Ausland andere Ernährungsgewohnheiten herrschen, kann die normale Diabeteskost nicht überall eingehalten werden. In diesem Fall sollten Sie sich ausführlich über die im Urlaubsland gebräuchliche Ernährung informieren, z. B. mit Hilfe von Kochbüchern oder speziellen Reiseführern. Weitere Tips erhalten Sie beim **Deutschen Diabetikerbund** oder bei größeren Ernährungsberatungsstellen.

Generell sollten Sie nur Nahrungsmittel und Speisen verzehren, deren BE und Kalorien Sie annähernd abschätzen können. Auf der Speisekarte finden Sie meistens Rinderbraten mit grünen Bohnen und Salzkartoffeln, Forelle blau mit Salatteller und Salzkartoffeln oder Kasseler mit Sauerkraut und Salzkartoffeln. Essen Sie als Vorspeise anstatt der Suppe einen Salat.

Tragen Sie immer einen kleinen Vorrat an Kohlenhydraten, z. B. Traubenzucker und Diabetiker-Kekse, bei sich. Packen Sie genügend Süß-

stoff und kalorienreduzierte Diabetiker-Marmelade ein. Auch in guten Hotels sind Produkte für Diabetiker oft Mangelware.
Es gibt ein Verzeichnis der Gaststätten mit Diätverpflegung (RAL), sie werden von der Gütegemeinschaft Diätverpflegung e.V. überprüft (siehe auch Kap. 4.2).

4.2 Informationsquellen

Es gibt keine Krankheit, bei der von den Betroffenen eine solch anspruchsvolle Mitarbeit und Mitverantwortung verlangt wird wie bei der Zuckerkrankheit. Der Diabetiker muß letztendlich Experte in eigener Sache sein. Dies ist nur erreichbar, wenn er sich ständig auf dem laufenden hält. Dafür bieten sich vielfältige Möglichkeiten an.

Selbsthilfegruppen

Der **Deutsche Diabetikerbund** ist eine Selbsthilfegruppe von Diabetikern mit ca. bundesweit 20 000 Mitgliedern mit den Zielen:

- Die Interessen der Diabetiker in der Öffentlichkeit zu vertreten
- Aufklärungs- und Fortbildungsveranstaltungen für Diabetiker und Interessierte durchzuführen
- Den Erfahrungsaustausch von Diabetikern untereinander zu fördern
- In Einzelfällen auch persönliche Beratung anzubieten, z.B. in sozialrechtlichen Fragen.

Der **Deutsche Diabetikerbund** unterhält eine Bundesgeschäftsstelle und ist weiter in Landes- und Bezirksverbände aufgegliedert. Der jährliche Mitgliedsbeitrag liegt derzeit bei 60,- DM. Eine Mitgliedschaft kann von ärztlicher Seite nur empfohlen werden.

Adressen:

Bundesgeschäftsstelle: Danziger Weg 1,
5880 Lüdenscheid
Telefon: 0 23 51 / 8 50 51

Landesverband Bayern: Museumsstraße 4 a,
8930 Schwabmünchen
Telefon: 0 82 32 / 20 97

Landesverband Baden-Württemberg: Grillparzerstraße 4,
Postfach 21 03 04,
7500 Karlsruhe 21
Telefon: 07 21 / 85 61 85

Der **Arbeitskreis der Pankreatektomierten e. V.** (Adresse: Dr. Schöne-mann-Str. 13, 6600 Saarbrücken, Telefon: 06 81 / 3 18 37) kümmert sich um Patienten, deren Diabetes nach einer Bauchspeicheldrüsenoperation aufgetreten ist.

Weiterhin gibt es noch die **Insuliner,** ein Zusammenschluß junger Typ-I-Diabetiker (Kontaktadresse: Frau Anneliese Kuhn-Prinz, Ernst-Lemmer-Str. 10, 3550 Marburg-Wehrda) und den **Bundesverband der Insulinpumpenträger e. V.** (Adresse: Reineckestr. 31, 5000 Köln, Telefon: 0 22 03 / 2 58 62).

Bücher und Zeitschriften

Fachbücher

Jörgens V, Kronsbein P, Berger M (1989) Wie behandle ich meinen Diabetes (für Diabetiker, die nicht Insulin spritzen). Kirchheim Verlag Mainz

Mehnert H, Standl E (1987) Ärztlicher Rat für Diabetiker. Thieme Verlag Stuttgart

Mehnert H (1989) Handbuch für Diabetiker. Trias Verlag, Stuttgart

Petzold R, Schöffling K (1983) Sprechstunde Diabetes. Gräfe und Unzer Verlag, München

Pfeiffer EF und Mitarbeiter (1990) Das Ulmer Diabetiker ABC Teil I: Ein Kurs für den insulinspritzenden Diabetiker. Springer Verlag Heidelberg

Willms B (1986) Was ein Diabetiker alles wissen muß. Kirchheim Verlag Mainz

Kochbücher und Kalorientabellen

Kleine Nährwert-Tabelle der DGE (Deutsche Gesellschaft für Ernährung). Umschau-Verlag

Kalorien mundgerecht. Umschau-Verlag,

Elfmada (1988/89) Die große Nährwerttabelle. Gräfe und Unzer Verlag, Mainz

Nassauer L, Fröhlich-Kraul A, Petzold R (1989) Das Neue Kochbuch für Diabetiker. Gräfe und Unzer Verlag, München (4. Aufl.)

Die Ernährungslehre für Diabetiker ist gut verständlich geschrieben. Das Buch enthält fünf Tageskostpläne für 1200–2500 kcal; diese sind mit einer Rezeptübersicht gegliedert. Die Rezepte beziehen sich auf zwei Personen. Es werden genaue Maßangaben, daneben Küchenmaße angegeben. Für jede Mahlzeit werden verschiedene Austauschmöglichkeiten angegeben. Genaue Nährwertangaben.

Toeller M, Schumacher W, Groote ACh (1987) Kochen für Diabetiker.
Falken Verlag, Niedernhausen (6. Aufl.)
Dieses Ernährungsbuch ist präzise und leicht verständlich, besonders
anschaulich und einprägsam durch Farbbilder. Das Buch enthält keine Tageskostpläne, dafür Vorschläge für komplette Mahlzeiten mit unterschiedlichen
Kohlenhydratmengen (mit jeweiligem Rezepthinweis). Die Rezepte sind
berechnet für 1 und 3 Personen. Bunte Bildsymbole kennzeichnen die Rezepte
mit „ballaststoffreich", „cholesterinarm", „kalorienarm". Es werden genaue
Nährwertangaben gemacht; es fehlt die Angabe „anzurechnende Kohlenhydrate".

Robbers H, Traumann KJ (1989) Diätbuch für Zuckerkranke. Thieme
Verlag, Stuttgart (8. Aufl.)
Einführung über Diabetes und Diät, sehr ausführlich und gut verständlich.
Das Buch enthält 1200–1800 kcal-Tagespläne mit genauen Mengenangaben,
enthält allerdings keine Rezepturen für die Zubereitung.

> **Hinweis:** Die Rezepte müssen auf jeden Fall dem eigenen Diätplan ange-
> paßt werden!

Zeitschriften

Diabetes-Journal: eine monatlich erscheinende Zeitschrift mit aktuellen
Informationen über alle Bereiche der Zuckerkrankheit. Probeexemplare bzw.
Abonnements über den Verlag Kirchheim + Co. GmbH, Kaiserstr. 41,
6500 Mainz; jährlicher Bezugspreis 51,60 DM
Diabetes-Ratgeber: erscheint 6x jährlich, über Apotheken kostenlos erhältlich.
Schriftenreihe des **Deutschen Diabetikerbundes:** mit aktuellen Themen, die
in unregelmäßigen Abständen kostenlos an Mitglieder verteilt werden.

Sonstiges

Sprachführer für Diabetiker: erhältlich gegen eine Schutzgebühr von 3,– DM
bei Drugofa GmbH, Clevischer Ring 127, 5000 Köln 80.
Verzeichnis der Gaststätten mit Diätverpflegung **(RAL):** erhältlich bei der
Gütegemeinschaft Diätverpflegung e. V., Moorenstraße 5, 4000 Düsseldorf,
Telefon 02 11 / 3 11 85 31.

Verzeichnis der Abbildungen

Verzeichnis der Rezepte*

* mit Foto

Sachverzeichnis